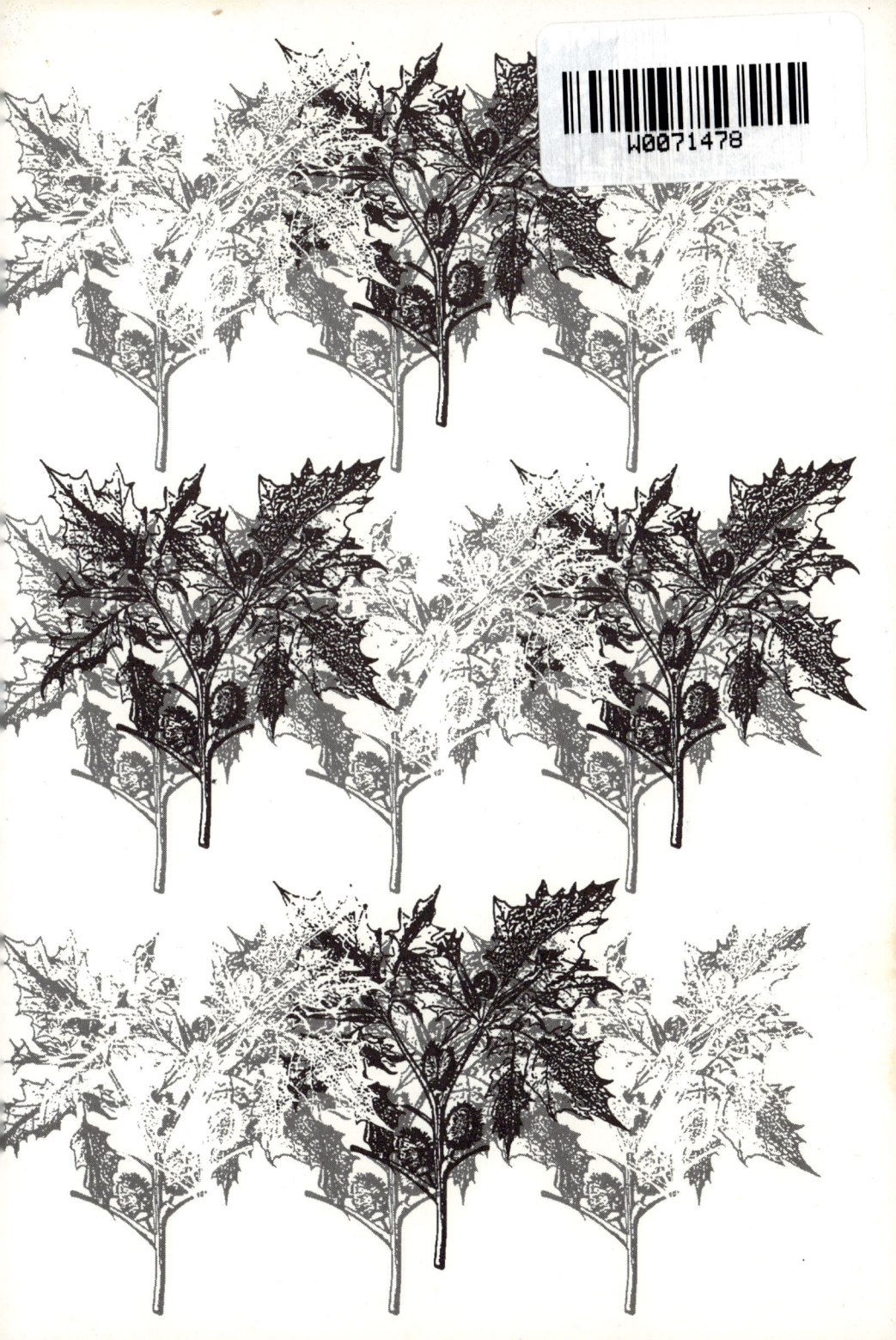

Bert Marco Schuldes

Psychoaktive Pflanzen

**Mehr als 65 Pflanzen mit anregender,
euphorisierender, beruhigender, sexuell
erregender oder halluzinogener Wirkung**

Der Grüne Zweig 164

Werner Pieper's MedienXperimente   •   Nachtschatten Verlag

Bert Marco Schuldes
PSYCHOAKTIVE PFLANZEN
Der Grüne Zweig 164

Satz & Gestaltung: Bert Marco Schuldes
Umschlag: Petra Petzold

Zweite, verbesserte und ergänzte Auflage
Eine erste Auflage erschien im Eigenverlag des Autors

Diese Ausgabe wird herausgegeben als Joint Venture
der Verlage Nachtschatten, Solothurn &
MedienXperimente, Löhrbach

Druck: Fuldaer Verlagsanstalt – natürlich auf HanfPapier

ISBN 3-925817-64-6

I dedicate this book to my Philippine wife Gie, our children Marco and Manuel, to my Philippine Family and to the people living in the village of Malabbac in Cagayan Valley, Philippines.

From the very first minute everyone of them treated me, as if I was born there. They gave me always the feeling to be one of them. I never felt like being a foreigner or outsider.

My heart remained behind in Malabbac.

Ich widme dieses Buch meiner philippinischen Frau Gie, unseren Kindern Marco und Manuel, meiner philippinischen Familie und den Menschen, die im Dorf Malabbac im Tal von Cagayan auf den Philippinen leben.

Von der ersten Minute an behandelte mich jeder von ihnen, als wenn ich dort geboren wäre. Stets gaben sie mir das Gefühl, einer von Ihnen zu sein. Ich fühlte mich nie als Außenseiter oder als Ausländer.

Mein Herz blieb in Malabbac zurück.

Inhaltsverzeichnis

Vorwort zur erweiterten und verbesserten Auflage.   10

Einleitung   10

Wichtige Hinweise: Dosierung, Einnahme, Haftungsausschluß   11

Erster Teil - alphabetisches Verzeichnis der Pflanzen   14
  Acorus Calamus - Kalmus   14
  Amanita muscaria - Fliegenpilz   15
  Areca catechu - Betelpalme   16
  Argemona mexicana - Stachelmohn, Chicalote   17
  Argyreia nervosa - Hawaiian Baby Woodrose   18
  Arthemisia absinthum - Wermut   19
  Aspidosperma quebracho blanco - Quebracho   19
  Atropa Belladonna - Tollkirsche   20
  Banisteriopsis Caapi - Yage, Yajé   21
  Calea zacatechichi   23
  Calliandra anomala - Cabeza de Angel   23
  Camellia chinensis - Tee   24
  Cannabis - Hanf, Haschisch, Marihuana   25
  Catha edulis - Kath   29
  Catharanthus roseus - Vinca rosea   30
  Coffea arabica - Kaffee   30
  Cola vera - Kola   31
  Coriaria thymifolia - Shansi   32
  Corynanthe Yohimbe - Yohimbebaum   32
  Coryphanta macromeris - Dona-ana-Kaktus   33
  Datura stramonium - Stechapfel   34
  Desmanthus Illinoensis - Illinois bundleflower   35
  Ephedra nevadensis - Mormonentee   36
  Erythrina-Arten - Colorines   37
  Erythroxylum coca - Coca   37
  Eschscholtzia californica - Goldmohn   39
  Heimia salicifolia - Sinicuichi   40
  Humulus lupulus - Hopfen   40
  Hydrangea paniculata - rispige Hortensie   41
  Hyoscyamus niger - Bilsenkraut   41
  Ilex paraguayensis - Mate   43
  Iochroma - borrachero   44
  Ipomea tricolor - Prunkwinde, Trichterwinde   44
  Juniperus macropoda   45
  Kaempferia galanga - Galanga, Galangal, Maraba   45

8

Lactuca virosa - Giftlattich 46
Lagochilus inebrians - Intoxicating mint 47
Leonotis Leonurus - Lion's Tail 47
Leonurus sibiricus - Marihuanilla 48
Lobelia inflata - Indianertabak 48
Lophophora williamsii - Peyote 49
Mandragora officinarum - Alraune 50
Mirabilis multiflora - Wunderblume, So'ksi 51
Mitragyna speciosa - Kratom 52
Myristica fragrans - Muskatnuß 52
Nepeta Cataria - Katzenminze 53
Nicotiana Glauca - Tabakbaum 54
Oncidium cebolleta (= O. longifolium) - Oncidium 54
Papaver somniferum - Schlafmohn 55
Passiflora incarnata - Passionsblume 56
Paullinia cupana - Guarana 57
Peganum harmala - Steppenraute 58
Petroselinum Crispum - Petersilie 59
Phalaris-Arten - Glanzgras 59
Piper methysticum - Kava-Kava 61
Piptadenia peregrina - Cohoba oder Yopo 62
Polygala sibirica - Chodat 63
Psilocybinhaltige Pilze 63
Rauwolfia Serpentina - Schlangenwurz 66
Salvia divinorum - Pipilzintzintli, Ska Maria Pastora 67
Sassafras officinale - Nelkenzimtbaum 69
Sophora secundiflora - Schnurbaum 70
Strychnos nux vomica - Brechnuß 70
Tabernanthe iboga - Iboga 71
Theobroma Cacao - Kakao 71
Trichocereus pachanoi - San Pedro 72
Turbina corymbosa - Ololiuhqui 73
Turnera diffusa - Damiana 74
Vaccinium uliginosum - Trunkelbeere 75
Valeriana officinalis - Baldrian 75
Virola Carophylla - Epena 76
Voacanga africana 77
Withania somnifera - Kuthmithi, Ashvaganda 77

Nicht psychoaktive Pflanzen   **78**

Bezugsadressen und Auslandsbestellung   **79**
Weitere Adressen 81
Ausland: Bestellung, Zahlung, Zoll 81

MAO-Hemmer - Lebensgefährlich 82

Erfahrungsberichte und weitere Informationen 84
   Wie typisch sind die Erfahrungsberichte? 84
   Amanita muscaria - Fliegenpilz 84
   Areca cathechu - Betelnuß 86
   Artemisia absinthium - Wermut, Absinth 86
   Ayahuasca und seine Analoge 87
      Was ist Ayahuasca? 87
      Was sind Ayahuasca-Analoge? 87
      Literatur über Ayahuasca 88
      DMT mit Harmin-Alkaloiden - übersinnliche Drogenerfahrungen? . . 88
   Coffea arabica - Kaffee 93
   Ephedra-Bemerkungen 94
   Ibogain und Entzugstherapie 94
   Kaempferia Galanga. 95
   LSA - haltige Pflanzen 96
      Argyreia nervosa 96
      Ipomea purpurea - Trichterwinde, Morning Glory 100
   Meskalin 101
   Mitragyna speciosa - Kratom 102
   Myristica fragrans - Muskatnuß 102
   Nachtschattengewächse - Bilsenkraut, Stechapfel, Engelstrompete 104
      Kommentar zu Nachtschattendrogen 104
      Bilsenkraut 105
      Erfahrung mit Datura aurea - Engelstrompete 105
      Datura-Erfahrung - Stechapfel 105
   Passiflora incarnata - Passionsblume 106
   Peganum harmala - Steppenraute 107
   Piper methysticum - Kava-Kava. 107
   Psilocybinhaltige Pilze 109
   Salvia divinorum - Zaubersalbei, Ska Maria Pastora 113

Dritter Teil - Texte zu verschiedenen Aspekten des Drogengebrauchs 117
   Einnahme von Halluzinogenen 117
   Pflanzen und Pflanzenteile, die dem Betäubungsmittelgesetz unterliegen . . . 118
   Pflanzen, die nicht dem BtMG unterliegen, aber dem BtMG unterliegende Inhaltsstoffe aufweisen. 119
   Handel mit nicht dem BtMG unterliegenden Pflanzen und Pflanzenteilen . . 119

Danksagung 120

Literatur 121

Vorwort zur erweiterten und verbesserten Auflage.

Psychoaktive Pflanzen hat zu meiner großen Freude viel mehr Leser gefunden, als ich mir dies vor etwas über zwei Jahren vorstellen konnte. Für dieses Interesse bedanke ich mich ganz herzlich. Außerdem überflutete mich eine Unzahl von Zuschriften, über die ich mich sehr gefreut habe; ich entschuldige mich dafür, daß ich es nicht immer geschafft habe, innerhalb angemessener Zeit zu antworten.

Einige der in der ersten Auflage besprochenen Pflanzen haben sich als wirkungslos oder fast wirkungslos erwiesen. Der Leser möge mir dies verzeihen; ich hatte nicht immer alle Pflanzen zur Verfügung, um selber Prüfungen durchführen zu können.

Pilze, eigentlich gar keine Pflanzen, sind in der ersten Auflage ein wenig zu kurz gekommen. Die wichtigsten psychoaktiven Arten aus Freiland und Anbau sind nun enthalten. Und es gibt, dem häufigst geäußerten Wunsch folgend, mehr Erfahrungsberichte.

Besonders stolz bin ich auf die neuen Erfahrungen zu Salvia divinorum. Seit der ersten Auflage habe ich intensiv mit dieser Pflanze gearbeitet. Ich kann daher eine fundierte Einführung in Verwendung und Wirkung dieser Pflanze geben und dabei ein paar ältere Vorstellungen korrigieren.

Die erste Auflage enthielt einige Fehler, auf die mich zahlreiche Leser aufmerksam machten. Vielen Dank! Ich habe mich bemüht, diese zu beseitigen und dabei nicht zu viele neue hinzuzufügen.

Einleitung

Als sogenannter mündiger Bürger eines demokratischen Landes, der die Begriffe „Demokratie" und „mündiger Bürger" ernst nimmt, zitiere ich Rudi Gaul, einen Münchner Psychologen, der auch meine Meinung mit dem folgenden Satz auf den Punkt gebracht hat:

„Wenn Politiker entscheiden können, welche Drogen gut und welche schlecht fürs Volk (also auch für mich) sind, dann kann ich das auch, da ich mir mindestens die gleiche Entscheidungsfähigkeit und Intelligenz zuschreibe wie viele, oder die meisten Politiker. Also will ich auch meine Entscheidung selber treffen."

Die Bedürfnisse nach einem Rausch, nach gelegentlicher Anregung, nach Beruhigung, etwas Stimmungsaufhellung oder auch nach rauschinduzierten visionären Erfahrungen sind offenbar recht elementare Bedürfnisse der meisten Menschen. Die zentrale Rolle, die Alkohol in unserer Gesellschaft spielt, die Unmengen verkaufter Psychopharmaka und die Beobachtung, daß nahezu alle Kulturen ihre eigenen psychisch wirksamen Drogen verwenden oder bis vor kurzem verwendeten, belegen dies.

Leider ist es so, daß ein gewisser Prozentsatz der Menschen nicht in der Lage ist, diese Bedürfnisse kontrolliert zu stillen. Denjenigen, die nicht das Glück haben, dazu fähig zu sein, muß unsere Hilfsbereitschaft sicher sein - und nicht das Gefängnis.

Es scheint mir darüber hinaus wichtig, fundierte Informationen allgemein zugänglich zu machen. Hinter kaum vorgehaltener Hand kursieren, auch unter Jugendlichen, Aussagen wie „Probier mal Muskatnuß. Kommt echt gut." oder „ Probier Morning Glory, die törnt wie LSD". Solche Sprüche habe ich selber gehört, als ich begann, für dieses Buch zu recherchieren. Ähnliches sagt man über die meisten der in diesem Buch aufgeführten Drogen, bis hin zur Tollkirsche, die als Marmelade eingenommen, angeblich „unheimlich kommen" soll.

Diese Untergrund-Tips sind gefährlich, teils sogar lebensgefährlich. Ich will dem fundierte Informationen gegenüberstellen, die nicht nur die von manchen erwünschten Wirkungen, sondern auch Nebenwirkungen und Risiken deutlich machen.

Wer meint, durch die Unterdrückung von Informationen, oder gar durch dümmliche Slogans („Keine Macht den Drogen" - und das in dem Land, das mit die meisten Psychopharmaka erzeugt) mit Drogenproblemen fertig werden zu können, dem fehlt es an Realismus und Kenntnissen der Zusammenhänge.

Ich will niemanden zum Drogengenuß verleiten; aber würde ich nur die negativen Wirkungen aufzählen, dann glauben mir die, die ich durch Information vor Schaden bewahren will, nicht mehr.

Ich möchte diese Dokumentation weiterentwickeln. Ich freue mich deshalb über alle, auch anonyme Zuschriften. Besonders an Erfahrungsberichten zur Verwendung einzelner Pflanzen und an Berichten über oder Hinweisen zu weiteren psychoaktiven Pflanzen bin ich besonders interessiert.

Brauchbare Beiträge (die, wenn nicht anders gewünscht, anonym abgedruckt werden) werden mit einem Freiexemplar der nächsten erweiterten Auflage belohnt.

Beiträge, Anregungen und Kritiken bitte an meine im Abschnitt Bezugsadressen angegebene Anschrift. Besonders bei Fragen bitte das Rückporto nicht vergessen. Schließlich bitte ich um etwas Geduld; besonders wenn ich gerade eine Übersetzung in Arbeit habe, finde ich oft einige Wochen lang nur wenig Zeit, Briefe zu beantworten. Ich werde in absehbarer Zeit (so die Telekom mitspielt) wieder im Computernetz zu finden sein; schauen Sie gelegentlich mal im Internet in de/alt/drogen oder im Z-Netz in t-netz/drogen vorbei.

Wichtige Hinweise: Dosierung, Einnahme, Haftungsausschluß

Ich setze mich in dieser Schrift auch für die Entkriminalisierung von Drogen ein. Das bedeutet nicht, daß ich irgend jemanden auffordere, Straftaten zu begehen, oder Straftaten billige. Wer mit den geltenden Gesetzen, so wie ich, nicht einverstanden ist, der soll auf demokratischem Weg für deren Änderung eintreten, nicht diese verletzen.

Im Folgenden werden Informationen über die Wirkungen verschiedener Pflanzen auf das geistig/seelische Befinden von Menschen gegeben. Das stellt weder Anleitung noch

Aufforderung dar, die hier vorgestellten Pflanzen unkritisch zu nutzen. Wer Drogen verherrlicht, begeht einen fast so schlimmen Fehler wie diejenigen, die Drogen verteufelnd kriminalisieren. Für alle Drogen mit psychischen Wirkungen gilt:

- Vor der Selbstbehandlung ernsthafter Erkrankungen sollten Sie den Rat eines Arztes oder Heilpraktikers einholen.

- Kaum etwas spricht gegen die gelegentliche Einnahme ungiftiger Pflanzen, um Störungen des eigenen Befindens zu begegnen oder den eigenen psychischen Zustand zu verändern. Dies gilt auch für legale euphorisierende (z.B. Kawa) oder anregende (Kola-Nuß, Guarana) Pflanzen. Alles spricht gegen den häufigen, regelmäßigen Gebrauch und insbesondere die selbstverordnete Dauermedikation von was auch immer.

- Fangen Sie mit **sehr** niedriger Dosierung an, solange Sie nicht wissen, wie eine Droge auf Sie wirkt. Besonders bei starkwirkenden Pflanzen ist es wichtig, sich mit sehr niedriger Dosis beginnend, oft über Wochen hinweg an die Dosis heranzutasten, die noch gut vertragen wird. Lassen Sie genügend Zeit zwischen den einzelnen Einnahmen, da manche Substanzen nur sehr langsam abgebaut werden.

- Die Verwendung von Substanzen mit halluzinogenen Eigenschaften sollte, auch wenn es sich um legale Stoffe handelt, die Ausnahme bleiben. Mit Hilfe solcher Pflanzen werden von Schamanen visionäre Erfahrungen gesucht. Manche Menschen nehmen solche Substanzen ein, um mehr über sich und das eigene Denken herauszufinden. Kleine Gruppen von Menschen des westlichen Kulturkreises verwenden Halluzinogene bereits in verantwortungsvoller Weise als religiöses Sakrament. Intensive theoretische und praktische Vorbereitung ist in jedem dieser Fälle notwendig.

Schließlich gibt es Menschen, die Halluzinogene einfach zum Spaß einnehmen. Hier stellt sich die Frage, ob nicht die Risiken den Nutzen überwiegen; diese Frage stellt sich natürlich genauso bei einem Alkoholrausch. Ich rate vom Gebrauch halluzinogener Substanzen als Partydroge ab.

Meditation und andere geistige Übungen sind risikolosere, wenn auch nicht risikolose Wege zu religiösen, ekstatischen, schamanistischen und ähnlichen Erfahrungen.

Meines Erachtens muß aber diese Entscheidung dem einzelnen Erwachsenen überlassen bleiben. Es geht nicht an, daß Beamte und Politiker, also die beiden Gruppen, denen von der Bevölkerung inzwischen nicht ohne Grund die geringste Kompetenz nachgesagt wird, darüber entscheiden, daß ich zwar mit einem Fallschirm vom Berg springen, 50 Liter Schnaps besitzen und davon einen Liter täglich saufen darf, aber eventuell ins Gefängnis muß, wenn ich mir 100 Gramm psilocybinhaltige halluzinogene Pilze auf unseren Wiesen suche und für den Eigenbedarf eines Jahres trockne.

- Kindern und Jugendlichen wird vom Gebrauch aller Drogen, die die Psyche beeinflussen, dringend abgeraten. Die Gefahr hieraus resultierender psychischer Störungen ist deutlich größer als bei Erwachsenen. Ganz besonders gilt dies auch für die Fälle, in denen Kindern leichtfertig Psychopharmaka verordnet werden, obwohl das Problem ursächlich in mangelnder Zuwendung oder ähnlichem begründet liegt.

- Schwangere Frauen sollten nichts einnehmen, ohne vorher dazu einen Arzt oder Heilpraktiker befragt zu haben. Die Auswirkungen der Einnahme von Halluzinogenen während der Schwangerschaft sind weitgehend unerforscht, der Einfluß auf die spätere geistig-seelische Entwicklung des Ungeborenen ist nicht bekannt. Nimmt eine Frau Halluzinogene während der Schwangerschaft und weist der Säugling dann geistige oder körperliche Behinderungen auf, wird sie sich wohl in der Regel Vorwürfe machen, gleich, ob ein Zusammenhang nachgewiesen werden kann oder nicht. Bereits dies sollte Grund zu Zurückhaltung während dieser Zeit sein. Dies gilt ähnlich auch für andere psychoaktive, nichthalluzinogene Substanzen.

  Ich habe leider keine Informationen darüber, welche Wirkstoffe sich in der Muttermilch wiederfinden. Das Gehirn von Neugeborenen wird in den ersten Lebensmonaten „verdrahtet", das heißt, die Verbindungen der Nervenzellen untereinander entwickeln sich in Abhängigkeit von Umwelteindrücken, eine die spätere Funktionsweise des Gehirns prägende Phase der Entwicklung. Der Einfluß von Drogen auf diesen Vorgang ist nicht bekannt. Daher wird auch stillenden Frauen entsprechende Vorsicht nahegelegt.

Die hier gegebenen Informationen sollen dem Interessierten einen Einblick in die Wirkungen psychoaktiver natürlich vorkommender Substanzen geben.

Dieses Buch soll nur informieren und unterhalten. Besonders bezüglich der halluzinogenen und giftigen Pflanzen ist es nicht als Anleitung zum Experimentieren gedacht.

Insbesondere übernehme ich keine Haftung für die Korrektheit von Angaben zur Dosierung und Anwendungsweise halluzinogener und giftiger Pflanzen. Dies ist nur als ergänzende Information, insbesondere für ethnologisch, ethnobotanisch und pharmazeutisch Interessierte anzusehen, auch wenn ich mich gerade hier um besondere Korrektheit bemüht habe. In Pflanzen schwankt der Wirkstoffgehalt oft extrem, und ähnliches gilt für die „Giftfestigkeit" von Menschen.

Auch bei den Informationen über den rechtlichen Status von Pflanzen und Substanzen habe ich mich um Korrektheit bemüht. Eine Garantie für die Richtigkeit kann ich nicht übernehmen. Die Bundesregierung kann durch einfache Rechtsverordnung jederzeit eine geänderte Anlage zum Betäubungsmittelgesetz erlassen. Neue Anlagen erschienen bisher etwa alle zwei bis vier Jahre. Die derzeit gültige (Stand Oktober 1995) ist die Fassung vom 1. März 1994. Diese Ausgabe des Betäubungsmittelgesetzes mit den Anhängen (=Liste der vebotenen Substanzen) erschien im gleichen Verlag wie dieses Buch.

Erster Teil - alphabetisches Verzeichnis der Pflanzen

Acorus Calamus - Kalmus

Der Kalmus ist eine große, duftende Pflanze mit schwertförmigen Blättern und unscheinbaren gelbgrünen Blüten. Sie kommt in Sümpfen und an den Rändern von Gewässern in Europa, Asien und Nordamerika vor.

Verwendung: Die Wurzeln werden im späten Herbst oder Frühling gesammelt, gewaschen, von den Wurzelhaaren befreit und bei niedriger Temperatur getrocknet. Die Wurzel kann gekaut oder zerkleinert und als Tee zubereitet werden. Die Dosis reicht von 5-25 cm der Wurzel. Mit zunehmendem Alter zersetzt sich die Wurzel und ist nach etwa einem Jahr inaktiv. Sie muß kühl und trocken gelagert werden.

Wirksame Inhaltsstoffe: Asarone und beta- Asarone.

Wirkungen: Ein bleistiftdickes Stück der Wurzel, das etwa 5 cm lang ist, wirkt stimulierend und erzeugt eine heitere Stimmung. Ein 25 cm langes Stück kann zu Veränderungen der Wahrnehmung und zu Halluzinationen führen. Kalmus wirkt auch aphrodisierend, insbesondere als Badezusatz.

Nebenwirkungen: Kalmus sollte nicht zusammen mit MAO-Hemmern eingenommen werden. Manche Stämme der Krähenindianer kauen die Wurzeln regelmäßig zur Mundhygiene und als Anregungsmittel. Nebenwirkungen konnten dabei nicht beobachtet werden. Einige Experimente scheinen darauf hinzuweisen, daß extreme Mengen von Kalmusöl bei Ratten zu erhöhtem Krebsrisiko führen können. Bei Menschen ist ähnliches nicht beobachtet worden.

Besonderheiten: Es gibt drei Unterarten von Kalmus, von denen insbesondere die in Deutschland verkaufte kein beta-Asaron enthält. Der Gehalt an ätherischem Öl schwankt zwischen 1,7% und 8,7%. Der Gehalt an beta-Asaron schwankt zwischen 0 und 96% Anteil am ätherischen Öl. Europäische, asiatische und nordamerikanische Unterarten weisen verschiedene Zusammensetzungen auf, wobei asiatischer Kalmus eher beruhigend, nordamerikanischer eher anregend wirkt. In Deutschland verkaufter Kalmus ist meist wenig oder nicht psychoaktiv. J. Ott vermutet daher bisher unerforschte Wirkstoffe in nordamerikanischen Arten.

Bezugsquellen: Getrocknete Wurzeln: Apotheken, Kräuterhandel, Elixier, Samen Bornträger, lebende Pflanzen in Gärtnereien.

Sonstiges: Der BTM-Kurier berichtete in seiner Ausgabe 1/95, daß Kalmus ein besserer Trägerstoff für Hanf sein soll, als Tabak. Er würde die toxischen Bestandteile kompensieren und z.b. die einschläfernden Wirkung schlechteren Haschischs zum Teil aufheben. Kalmus war häufig Bestandteil von Absinth.

Amanita muscaria - Fliegenpilz

Der Fliegenpilz ist sicher der bekannteste unserer einheimischen Pilze. Der rote Hut mit weißen Tupfen ist typisch für ihn und macht ihn unverwechselbar. Man kann ihn im Fichten- und Kiefernwald gemäßigter Zonen finden. Vermutlich ist der Fliegenpilz mit dem Soma der altindischen Veden identisch.

Verwendung: Die Pilze werden gesammelt und in der Sonne oder im Ofen getrocknet. Die Temperatur darf hierbei, im Gegensatz zur Trocknung psilocybinhaltiger Pilze, auch etwas höher sein (s.u. Besonderes). Es sollte nicht mehr als ein mittelgroßer Pilz eingenommen werden, bevor die individuelle Verträglichkeit bekannt ist. Die abgezogenen und getrockneten Huthäute zu rauchen ist eine neuere Methode aus den USA. Auch bei uns wird der getrocknete Fliegenpilz gelegentlich geraucht. Die Konzentration der Inhaltsstoffe schwankt erheblich, durch das Rauchen läßt sich die Wirkung besser steuern. Gelegentlich ist der Wirkstoffgehalt so gering, daß genügend Material selbst von Rauchern nicht mehr inhaliert werden kann. Unangenehme Nebenwirkungen treten beim Rauchen seltener und nur wenig ausgeprägt auf.

Wirksame Inhaltsstoffe: Muscimol und Ibotensäure.

Wirkungen: Die Wirkungen schwanken erheblich und sind vom Fundort der Pilze, der Dosis und der Empfänglichkeit des Konsumenten abhängig. Im allgemeinen tritt nach etwa 30 Minuten je nach Dosis Dösigkeit bis hin zu einem Dämmerschlaf auf. Dabei kommt es oft zu farbigen Visionen und einer erhöhten Empfindsamkeit für Geräusche. Halluzinationen und veränderte Größenwahrnehmung kommen vor. Der gesamte Rausch dauert etwa 5-6 Stunden.

Nebenwirkungen: Es sollten auf keinen Fall mehr als 4 mittelgroße Pilze eingenommen werden. Angeblich sollen über zehn Pilze tödlich sein. Zuverlässige Berichte über die tödliche Dosis fehlen. Mit Sicherheit ist der Fliegenpilz weit weniger giftig, als allgemein angenommen wird. Da der Rausch gelegentlich von einem starken Erregungszustand eingeleitet wird, in dessen Verlauf auch Gewalttätigkeiten vorkommen können, und die Nebenwirkungen manchmal als sehr unangenehm empfunden werden, sollten Versuche mit Fliegenpilzen nicht alleine unternommen werden. Übelkeit, Erbrechen und Durchfälle kommen vor,

16

ebenfalls Gangunsicherheit und Muskelzuckungen, die in manchen Berichten fälschlich als Krämpfe dargestellt werden.

Besonderheiten: Die im Fliegenpilz enthaltene Ibotensäure wird durch längeres Lagern/und oder Erhitzen wie Braten oder Trocknen in Heißluft zu Muscimol decarboxyliert. Muscimol ist deutlich aktiver und scheint auch besser verträglich zu sein. Über die unangenehmsten Nebenwirkungen wird in der Regel nach dem Genuß frischer, roher Fliegenpilze berichtet. Vor der Einführung des Alkohols war der Fliegenpilz das wichtigste Rausch- und Genußmittel in Sibirien. Die wirksamen Substanzen des Fliegenpilzes werden mit dem Urin unverändert ausgeschieden; früher machte man in diesen Gegenden davon Gebrauch und trank den Urin berauschter Personen.

Bezugsquellen: Der Fliegenpilz muß selber gesucht werden. J.L.F. in Amerika bietet zwar getrocknete Fliegenpilze an, aber kaum jemand wird bereit sein, die dort geforderten Preise zu bezahlen.

Sonstiges: Im zweiten Teil des Buches sind Erfahrungen mit dem Fliegenpilz beschrieben.

Areca catechu - Betelpalme

Die Betelpalme aus der Familie der Palmgewächse kommt in den tropischen Ländern Asiens vor. Die Betelnuß war vor der Popularisierung des Alkohols durch die Europäer das meistgebrauchte Genußmittel dieser Gebiete. Das Kauen von Betel wurde vor mehr als 2000 Jahren das erste Mal in Schriften erwähnt und Lewin schätzte 1924, daß es etwa 200 Millionen regelmäßige Betelkonsumenten gab. Heute geht der Genuß von Betel zurück, der Mißbrauch von Alkohol nimmt dafür stark zu. Die westliche Unzivilisation, der es nur um Profit geht, hat es wieder einmal geschafft, ein traditionelles, vergleichsweise mildes Rauschmittel ohne bekannte soziale Schäden zu verdrängen. Der mit hohem Aufwand beworbene Alkoholgenuß, der bei Asiaten nicht selten ausgeprägt aggressives Verhalten auslöst (da die alltägliche soziale Kontrolle sehr viel stärker als im Westen ist, kann die enthemmende Alkoholwirkung mehr unterdrückte Aggression freisetzen), verstärkt die soziale Verelendung.

Verwendung: Einige Stücke der zerkleinerten Betelnuß werden zusammen mit etwas (ca. 0,5 g) gelöschtem Kalk in ein Blatt des Betelpfeffers (piper chavica betel) eingewickelt. Dieser Betelbissen wird gekaut, der sich bildende Saft von manchen anfangs ausgespuckt, der sich nachfolgend bildende Saft geschluckt. Betel wird in den USA auch in Form fertiger Kaumischungen angeboten, die dem westlichen Geschmack eher entsprechen.

Wirksame Inhaltsstoffe: Arecolin wird durch die Wirkung des Speichels und des Kalks aus der Betelnuß gelöst. Die Blätter des Betelpfeffers enthalten u.a. Chavicol.

Wirkungen: Arecolin stimuliert das zentrale Nervensystem; die Blätter des Betelpfeffers haben eine mild anregende Wirkung. Die Gesamtwirkung ist mild berauschend, euphorisierend und anregend.

Nebenwirkungen: Übermäßiger Genuß der Betelnuß oder die Verwendung unreifer Nüsse kann Schwindelgefühl, Übelkeit und Erbrechen verursachen. Betelkauen färbt den Speichel und bei gewohnheitsmäßigem Gebrauch die Zähne rot.

Bezugsquellen: Betelpfeffer-Blätter und Betelnüsse sind bei MGH, USA erhältlich. Auch bei uns sind sie (selten) in asiatischen Lebensmittelgeschäften zu finden. OTJ liefert fertige Kaumischungen, die dem westlichen Geschmack angepasst sind. Nüsse und Nußpulver gibt es bei Elixier und Alraun.

Sonstiges: Eine Kuriosität am Rande: Ältere Filipinos behaupten, das Kauen der Betelnuß alleine (ohne Kalk und Betelpfeffer) in der Jugend stärke das Zahnfleisch und die Zähne. Diejenigen, die mir das erzählt haben, waren über 60 Jahre alt. Eine Untersuchung, die ich selber durchgeführt habe, ergab in allen drei Fällen ein vollständiges, einwandfreies Gebiß ohne eine einzige Plombe. Einer der drei öffnet bis heute seine Bierflaschen ausschließlich mit den Zähnen. Ein Erfahrungsbericht eines auf den Salomon-Islands lebenden Europäers findet sich im zweiten Teil.

Argemona mexicana - Stachelmohn, Chicalote

Stachelig beblätterte Mohnpflanze mit gelben Blüten. Wächst auf trockenen Feldern und an den Straßenrändern Mexicos; bei uns als Zierpflanze erhältlich.

Verwendung: Die unreife Kapsel wird angeritzt und der austretende Milchsaft gesammelt und getrocknet, dann geraucht oder eingenommen. Auch das Rauchen der getrockneten Pflanze ist möglich.

Wirksame Inhaltsstoffe: Protopin, Berberin und Isoquinilin.

Wirkungen: Beruhigend, schmerzlindernd und euphorisierend. Die Samen haben angeblich einen milden halluzinogenen Effekt. In Mexico wird der eingetrocknete Milchsaft der Argemona Mexicana in Krankenhäusern offiziell als Heilmittel verwendet. Reko berichtet in *Magische Gifte*, daß chinesische Händler in Mexico die Chicalote anbauten, um sich daraus einen Opiumersatz herzustellen, den sie dann rauchten. Reko schreibt weiter, daß in diesen Chicalote-Feldern immer einige wenige Schlafmohnpflanzen standen. Ob das Aberglaube war, oder ob es tatsächlich zu einer Kreuzung beider Arten kommt, so daß die Chicalote-Schlafmohn-Kreuzung die Alkaloide des Schlafmohns produziert, aber äußerlich wie der harmlose Stachelmohn wirkt, ist bis jetzt nicht untersucht worden.

Nebenwirkungen: Bei gelegentlichem Gebrauch keine bekannt. Dauernder Gebrauch kann ein Glaukom verschlimmern.

Bezugsquellen: Elixier und Bornträger bieten die Samen von Argemona mexikana an. Bei OTJ sind Samen mehrerer Unterarten erhältlich.

Argyreia nervosa - Hawaiian Baby Wood Rose

Asiatisches und hawaiianisches ausdauerndes Windengewächs mit großen herzförmigen Blättern.

Verwendung: Die Samen werden aus den Hülsen entfernt, die weiße Schicht wird von der Samenoberfläche abgekratzt, der Rest abgesengt, und die Samen werden gemahlen und gegessen oder man läßt die gemahlenen Samen in Wasser ziehen, seiht dann ab und trinkt den Auszug, mit oder ohne Samenbrei. Die übliche Dosis beträgt 6-8 Samen. Halluzinogen-gewohnte Personen nehmen je nach Körpergewicht eher 10-12 (ca. 65 kg) bis 14-16 Stück (80 kg).

Wirksame Inhaltsstoffe: D-Lyserg-Säure-Amid (LSA).

Wirkungen: LSD-ähnlich. Die gedanklich-geistige Komponente ist stärker, optische und andere sensorische Halluzinationen sind weniger ausgeprägt als unter LSD. Der Rauschzustand hält etwa sechs Stunden an. Trance-Gefühl am nächsten Tag ist bei hohen Dosen die Regel.

Nebenwirkungen: Häufig tritt starke Mattigkeit auf. Während der ersten zwei Stunden kann es zu Übelkeit kommen, daher am Besten auf leeren Magen einnehmen. LSA sollte nicht von Schwangeren (kann zu Gebärmutterkontraktionen führen) oder von Personen mit Lebererkrankungen eingenommen werden. Wie bei allen Halluzinogenen kann es auch hier zur Aktivierung latenter Psychosen kommen.

Bezugsquellen: Elixier, OTJ, Wildflowers. Lieferengpässe sind häufig; offensichtlich gibt es nur wenige Züchter mit beschränkter Anbaufläche.

Sonstiges: Erfahrungsberichte im zweiten Teil. Die Wirkungen von Ipomea und Argyreia ähneln sich, da es sich um das gleiche Hauptalkaloid handelt. Argyreia wirkt aufgrund einer mehrfach höheren Wirkstoffkonzentration jedoch zuverlässiger und meist auch weniger Übelkeit erregend, da weniger Samenmaterial geschluckt werden muß, um die gleiche Wirkung zu erzielen. Ob die gelegentlich angebotene große Holzrose (Meremia tuberosa) auch psychoaktiv wirkt, ist umstritten

Arthemisia absinthum - Wermut

Eine in allen ihren Teilen sehr bitter schmeckende Pflanze, die auf kargen, steinigen Böden wächst. Wermut wird auch bei uns angebaut.

Verwendung: Das Öl wird mit Hilfe von Alkohol destilliert. Einfacher, aber trotzdem wirksam ist es, Wermutkraut drei Tage lang in Kornbranntwein oder Vodka einzulegen. Wermutkraut kann geraucht werden.

Wirksame Inhaltsstoffe: Absinthin, Anabsinthin und Thujon.

Wirkungen: Einschläfernd, narkotisch. Alkoholischer Rausch mit leicht psychedelischer Komponente.

Nebenwirkungen: Oft ausgeprägter Kater am nächsten Morgen, der über die reine Alkoholwirkung hinausgeht. Exzessiver Gebrauch von Absinth (einem wermuthaltigen Likör) führt angeblich zu Abhängigkeit und zur Verblödung. Einige Autoren neigen der Ansicht zu, daß diese Nebenwirkungen nicht auf das Thujon, sondern auf den hohen Alkoholgehalt des Absinths (70-80%) und dessen künstlicher Färbung mit giftigen Schwermetallsalzen (bei billigen Sorten) zurückzuführen war. Die Einnahme des thujonhaltigen Öls kann zu Nervosität, Krämpfen, Benommenheit führen. Der Gebrauch als Tee oder Tinktur in normalen Mengen zur Anregung der Magenfunktion ist unbedenklich. Auch Bekannte, die seit Jahren gelegentlich kleine Mengen selbsthergestellten Absinth trinken, scheinen damit keine Probleme zu haben.

Bezugsquellen: Samen bei Bornträger. Getrocknetes Wermutkraut in jedem Kräuterladen und in jeder Apotheke.

Sonstiges: Erfahrungen mit Absinth im zweiten Teil. Absinth wurde in allen europäischen Staaten (mit Ausnahme Spaniens) und in den USA verboten.

Aspidosperma quebracho-blanco - Quebracho

Dieser Baum aus der Familie der Apocynaceen, der gleichen, in der sich z.B. Iboga findet, stammt aus Südamerika und wird dort in der Volksmedizin verwendet.

Verwendung: Abkochungen oder Tinkturen aus der Rinde.

Wirksame Inhaltsstoffe: Die Alkaloide Aspidospermin, Quebrachin u.a.

Wirkung: Aphrodisierend.

Nebenwirkung: Überdosen können Brechreiz auslösen.

Bezugsquellen: Elixier, Apotheken.

Sonstiges: Aus einer Zuschrift: „Bei der Erforschung der Aphrodisiaka sind wir zu der Erkenntnis gekommen, daß Mischungen wesentlich besser und umfassender wirken, als die einzelnen Pflanzen ... eine durchaus wirksame Pflanze ... dieses Wirkungsbereichs ist Quebracho."

Atropa Belladonna - Tollkirsche

Die Tollkirsche ist eine etwa 50 - 140 cm hohe, mehrjährige Pflanze. Sie wächst in Wäldern und auf Lichtungen bergiger und hügeliger Lagen in Mittel- und Südeuropa, Teilen Asiens und in Nordafrika. Die Tollkirsche spielte im Mittelalter neben dem Bilsenkraut und dem Stechapfel eine große Rolle als „Hexenpflanze". Von den drei genannten Arten ist die Tollkirsche die relativ giftigste, da bei ihr die Atropin-Wirkung am stärksten überwiegt.

Verwendung: 20-180 mg der zerstoßenen getrockneten Blätter werden geschluckt oder geraucht. Es gibt vereinzelte Berichte über die Verwendung reifer Beeren, sogar als Marmelade. Einige Personen ziehen die Beeren dem Rauchen vor. Wegen der sehr unsicheren Dosierung und der Giftigkeit wird vom Gebrauch von Pflanzenteilen der Tollkirsche dringend abgeraten. Die Reinsubstanzen haben im Gegensatz zu Auszügen aus der gesamten Pflanze geringere halluzinogene Wirkungen.

Wirksame Inhaltsstoffe: Die Tollkirsche enthält im wesentlichen folgende Alkaloide: Atropin, Hyoscyamin, Scopolamin. Der Gesamtalkaloidgehalt der Blätter beträgt im Schnitt 0,4 Prozent, der der Wurzeln etwa 0,6 Prozent, aber auch Konzentrationen bis zu 1,5 Prozent kommen vor. In den Wurzeln ist das sehr giftige Apoatropin enthalten. Diese sollten daher auf keinen Fall verwendet werden, wie es manchmal in Untergrund-Literatur empfohlen wird.

Wirkungen: Die Tollkirsche vermindert geringfügig die Schmerzempfind-lichkeit, die Lähmung des parasympathischen Teils des Nervensystems führt zu Pupillenerweiterung, Mundtrockenheit, beschleunigtem Herzschlag. Die auftre-tenden Halluzinationen haben oft düstere und oder erotische Inhalte und zeich-nen sich häufig durch besondere Farbigkeit aus. Nach einiger Zeit schläft der Berauschte ein, während des Schlafs treten häufig sexuell gefärbte Träume auf. Störungen des Gedächtnisses und der Konzentrationsfähigkeit können noch vie-le Tage nach dem Rauschzustand bestehen bleiben. Während der Halluzinatio-nen ist es nahezu unmöglich, Rauschwelt und Echtwelt auseinanderzuhalten, was fatale Konsequenzen haben kann!

Nebenwirkungen, Gegenanzeigen: Die Tollkirsche ist giftig, Todesfälle sind verbürgt. Bei Kindern gelten 5 Kirschen als tödliche Dosis, bei Erwachsenen 10 bis 20. Eine Dosis, die ein Mensch gut verträgt, kann einen anderen bereits töten. Vom Gebrauch der Tollkirsche als Rauschmittel wird darum dringend abgera-ten. Während der anfänglichen Erregungsphase kann es zu recht hoher Herzfre-quenz kommen. Personen mit vorgeschädigtem Herzen (Angina pectoris, Ver-engung der Herkranzgefäße, Herzinfarkt) sollten die Tollkirsche daher auf kei-nen Fall verwenden. Wer die Tollkirsche als Zierpflanze zieht, muß Sorge dafür tragen, daß Kinder die wohlschmeckenden Beeren nicht erreichen können. Ver-gleichen Sie zu den Wirkungen und Nebenwirkungen auch Datura stramonium und Hyoscymus niger. Wer meint, unbedingt mit Nachtschattendrogen in hallu-zinogener Dosierung experimentieren zu müssen, sollte dies eher mit den ver-gleichsweise etwas weniger giftigen (aber durchaus nicht ungiftigen und nicht ungefährlichen) Brugmansias oder auch der Alraunenwurzel tun.

Bezugsquellen: Die Tollkirsche ist in schattigen Hanglagen deutscher Wälder nicht selten. Bei Elixier und Bornträger können Samen bezogen werden, jedoch ist die Anzucht aus Samen nicht einfach. Ableger aus dem Wald lassen sich im Zimmer halten und weitervermehren.

Banisteriopsis Caapi - Yage, Yajé

Banisteriopsis caapi ist ein Lianengewächs aus der Familie der Malpighiaceaen und kommt in Südamerika im Bereich des oberen Amazonas und am Orinoko vor.

Verwendung: Der untere Teil des Stammes wird von den Eingeborenen in ei-nem Mörser zerstampft, nicht selten mit anderen psychoaktiven Pflanzen (meist Nachtschattengewächsen und/oder DMT-haltigem Material) vermischt, in we-nig Wasser 2-4 Stunden gekocht und abgeseiht. Der so gewonnene Aufguß wird weiter gekocht, bis er nur noch ein Zehntel des ursprünglichen Volumens hat. Die daran gewöhnten Eingeborenen trinken von diesem Sud etwa 100 ml; an Caapi nicht gewohnte Menschen sollten mit höchstens 1/3 dieser Menge beginnen.

Wirksame Inhaltsstoffe: Harmine; bei obiger Zubereitungsweise etwa 500 mg pro 100 ml-Tasse.

Wirkungen: Die Wirkungen werden recht verschieden beschrieben, unter anderem abhängig davon, ob der Ayahuasca-Trank von einem Weißen oder von einem Indianer eingenommen wird. Auch hat fast jeder Medizinmann sein eigenes Rezept. Indianer nehmen den Ayahuasca-Trank nicht nur in kultischem Zusammenhang ein, sondern gelegentlich auch nur wegen der Rauschwirkung. Ayahuasca wird verwendet, um mit Geistern oder Ahnen in Verbindung zu treten, um in Visionen zu erfahren, wie eine Heilung bewerkstelligt werden kann, um Hellsehen zu können, oder auch, um bei Mannbarkeitsritualen Visionen hervorzurufen.

Besonders die visionären Begegnungen mit als real erlebten Wesen aus anderen Dimensionen dürften auf zugefügte DMT-haltige Pflanzen, insbesondere Psychotria viridis, zurückzuführen sein. Harmin-Alkaloide machen DMT auch oral wirksam.

Es wird gelegentlich von gewalttätigen Szenen berichtet. Weiße, die Ayahuasca nahmen, äußern sich etwas zurückhaltender. Die Halluzinationen verändern das Sehen, vor allem das Farbsehen, das Hören, die Größenwahrnehmung verändert sich häufig. Gelegentlich werden auch phantastische Landschaften und wilde Tiere gesehen, es können sich sexuelle Empfindungen einstellen. Auftretende Halluzinationen werden oft als real erlebt.

Bei Harmin gilt: geringe Dosen (25-50 mg) wirken, auch sexuell, anregend. Darauf folgt manchmal ein schläfriger, ein- bis zwei Stunden dauernder Zustand. Eine manchmal behauptete halluzinogene Wirkung größerer Dosen von etwa 500 mg bis maximal etwa 750 mg Harminen ohne Zusatz weiterer Pflanzen ist umstritten.

Nebenwirkungen: Harmine sind reversible MAO-Hemmer. Es sind unbedingt die im Abschnitt „MAO-Hemmer" im Anhang angegebenen Vorsichtsmaßnahmen zu beachten. Nichtbeachtung der dort aufgeführten Regeln kann im Extremfall tödlich sein. Ansonsten sind Harmin-Alkaloide wenig giftig. Erbrechen tritt nach der Einnahme von Harmin häufig auf. Schweißausbrüche und Muskelzittern kann dazukommen.

Bezugsquellen: Abschnitte der Liane und lebende Pflanzen bei OTJ.

Sonstiges: Im zweiten Teil des Buches finden Sie im Abschnitt „Ayahuasca und seine Analoge" Erfahrungsberichte mit der DMT-Harmin-Kombination sowie weitere Informationen zu diesem Thema.

Calea zacatechichi

Die Calea ist ein niedriger Strauch aus der Familie der Sonnenblumen, der in Höhenlagen von Mexico und Costa Rica wächst, einem Gebiet, in dem man auch Kiefern und Eichen findet. Verträgt keinen Frost, sonnenliebend, anspruchslos.

Verwendung: 25 Gramm der getrockneten und zerstoßenen Blätter läßt man in 1/2 l Wasser ziehen. Den Tee langsam trinken. Auch ein Alkoholauszug ist wirksam. Eine Zigarette aus den Blättern kann zusätzlich geraucht werden, um die Wirkung zu verstärken.

Wirksame Inhaltsstoffe: Es wurden keine Alkaloide in der Calea gefunden. Es ist unbekannt, welche Stoffe für die psychischen Wirkungen verantwortlich sind.

Wirkungen: Nach etwa 30 Minuten stellt sich ein Gefühl der Ruhe und Gelassenheit ein, der Herzschlag wird bewußter empfunden. Die angegebene Menge von 25 Gramm klärt die Gedanken und die Sinne. Etwas größere Mengen führen bei den Indios des Gebietes, in dem diese Pflanze vorkommt, zu einem schlafähnlichen Zustand, in dem in kurzen, intensiven Träumen Antworten auf Fragen weltlicher oder religiöser Art gefunden werden. Auch Versuche mit Weißen führten zu Traumsequenzen, die als ungewöhnlich klar und deutlich erlebt wurden, und deren Inhalt als bedeutsam beschrieben wurde. Nicht psychedelisch, aber trauminduzierend. Die Wirkung tritt nicht zuverlässig ein.

Nebenwirkungen: Keine bekannt.

Bezugsquellen: Alraun bietet Calea-Samen, OTJ liefert Samen, getrocknete Blätter und ein flüssiges Konzentrat der Pflanze. Calea zacatechichi ist nicht leicht zum Keimen zu bringen.

Calliandra anomala - Cabeza de Angel

Cabeza de Angel, zu deutsch Engelshaupt, ist ein Strauch mit federartigen, hochroten Blüten aus der Familie der Leguminosae. Er stammt aus Mexico und Guatemala und wird manchmal als Zierpflanze in Kalifornien angebaut.

Verwendung: Die Calliandra fand bereits bei den Azteken Verwendung. Nachdem mehrere Einschnitte in die Rinde gemacht wurden, wird nach mehreren Tagen das inzwischen ausgetretene Harz gesammelt, getrocknet, pulverisiert, mit Asche vermischt und geschnupft.

Wirksame Inhaltsstoffe: Unbekannt.

Wirkungen: Hypnotisch, schlaferzeugend. Wird auch in der Volksmedizin bei Durchfällen, Schwellungen, Fieber und Malaria verwendet.

Nebenwirkungen: Keine bekannt.

Bezugsquellen: Auf Nachfrage können evtl. Samen und Stecklinge von RCS bezogen werden.

Camellia chinensis - Tee

Der Teestrauch stammt ursprünglich aus Indien und China. Heute wird er in weiten Teilen des südlichen Asien angebaut.

Verwendung: Blattknospen und junge Blätter werden gepflückt und in einem komplizierten Prozeß fermentiert und getrocknet. Aus den getrockneten und zerkleinerten Blättern wird ein Aufguß bereitet.

Wirksame Inhaltsstoffe: Koffein und Theophylin, eine Substanz, die gegen Angina Pectoris wirksam ist und beim Asthma eingesetzt wird. Daneben enthält Tee einen höheren Gerbstoffanteil als der Kaffee.

Wirkungen: Tee wirkt, wie die anderen koffeinhaltigen Drogen auch, meßbar anregend und leistungssteigernd auf Geist und Körper. Durch den zum Kaffee vergleichsweise hohen Gerbstoffgehalt tritt die Wirkung beim Tee etwas später und nicht so ausgeprägt auf. Sie hält dafür etwas länger und verläuft gleichmäßiger.

Nebenwirkungen: Bei langdauerndem übermäßigen Gebrauch kann es zu Nervosität, Schlaflosigkeit und Kreislaufbeschwerden kommen. Bei regelmäßigem Koffeingebrauch kommt es zur Gewöhnung.

Sonstiges: Mein langjähriger Kaffeemißbrauch hatte mir schließlich sowohl ein Magen- als auch ein Zwölffingerdarmgeschwür eingebracht. Seitdem ich auf Tee umgestiegen bin, sind beide abgeheilt, magensäurebindende Medikamente, die ich früher in Mengen zu mir nehmen mußte, brauche ich nicht mehr.

Bezugsquellen: Dritte-Welt-Läden, spezielle Teehandlungen, Lebensmittelhandel.

Cannabis - Hanf, Haschisch, Marihuana

In der Familie der Maulbeergewächse gibt es in der Unterfamilie der Hanfartigen (Cannaboideae) zwei Gattungen: den Hanf (Cannabis) und den Hopfen.

Der Hanf, eine zweigeschlechtige Pflanze, kommt weltweit vor und fehlt nur in den Polargegenden und den tropischen Regenwäldern. Bekannte Arten aus dieser Gattung sind unser einheimischer Faserhanf Cannabis sativa und der indische Hanf Cannabis indica. Cannabis ruderalis kommt als wenig bekannte dritte Art hinzu. In neuerer Zeit gehen die Botaniker davon aus, daß es sich bei diesen drei Arten nur um klima- und zuchtbedingte Varianten einer Art handelt.

Hanf ist eine der ältesten Nutzpflanzen der Menschheit. Er liefert nicht nur Fasern, sondern auch nährstoff- und ölreiche Samen. Besondere Verehrung brachte ihm aber die Verwendung als Heilpflanze, als rauscherzeugendes Genußmittel, als Aphrodisiakum und als Sakrament zur Erzeugung von religiösen Ekstasen ein.

So kann es nicht verwundern, daß der Hanf bereits vor beinahe 3000 Jahren in griechischen, indischen und chinesischen Schriften als hochgeschätzte Pflanze beschrieben wurde. Sein Gebrauch ist allerdings noch älter, wie verschiedene 6000 Jahre alte Funde belegen.

Sogar im Gewebe einer altägyptischen Mumie konnte, einer Meldung der Münchner medizinischen Wochenschrift zufolge, Tetrahydrocannabinol nachgewiesen werden. In GEO, Ausgabe 10/92 wurde dies präzisiert: die THC-Werte in den Haaren lagen nach über 3000 Jahren immer noch über denen heutiger Haschischkonsumenten.

Verwendung: Verwendet werden die getrockneten weiblichen Blütenstände und jungen Blätter (= Marihuana) und das gepresste Harz der weiblichen Pflanzen (= Haschisch). Haschischöl, das durch chemische Extraktion oder Destillation gewonnen werden kann, hat demgegenüber nur geringe Bedeutung.

Meistens wird Cannabis geraucht, Marihuana entweder in Form von selbstgedrehten Zigaretten, sogenannten Joints, oder in einer Pfeife. Haschisch wird zuerst erhitzt, dann zerkrümelt und mit anderen rauchbaren Stoffen (Tabak, Damiana) vermischt ebenfalls in einer Zigarette oder einer Pfeife geraucht.

Seltener wird aus Marihuana oder Haschisch (z.B unter Verwendung von Butter) ein Tee zubereitet, Haschisch pur gegessen oder als Lebensmittelzutat verwendet, um z.B. Gebäck oder andere Süßspeisen zuzubereiten. Bekannt wurde der Fall eines deutschen Kriminalbeamten des Frankfurter Rauschgiftkomissariats K 44, der seinen Kollegen, zum Teil ohne deren Wissen, Haschischplätzchen servierte.

Wirksame Inhaltsstoffe: Cannabinoide, insbesondere das Tetrahydrocannabinol (THC). Die Cannabinoide finden sich im Harz, welches in speziellen Harzdrüsen an den Blütenständen und jungen Blättern besonders der weiblichen Pflanze gebildet wird. Männliche Pflanzen enthalten ebenfalls die rauscherzeugenden Wirkstoffe, aber, je nach Sorte, oft in geringerer Konzentration. Auch in Deutschland gezogener Hanf kann rauschwirksame Stoffe bilden. Entscheidend für deren Konzentration sind in erster Linie die Qualität des Saatguts und die Intensität und Dauer der natürlichen oder künstlichen Besonnung.

Von Haschisch und Marihuana sind zahlreiche Sorten auf dem illegalen Drogenmarkt erhältlich, die sich teilweise stark in der Konzentration der Cannabinoide unterscheiden. Im allgemeinen ist diese bei Haschisch deutlich höher als bei Marihuana, bei Haschischöl ein mehrfaches höher als bei Haschisch. Inzwischen übertreffen holländische Hochleistungs-Marihuana-Sorten („Northern lights") oft durchschnittliches Haschisch an Potenz.

Wirkungen: Eigenartigerweise spüren die meisten Menschen keine Wirkung bei der ersten Einnahme von Cannabis, ein Effekt, der von anderen Drogen nicht bekannt ist und damit zusammenhängen soll, daß die Leber erst lernen muß, bestimmte für die Rauschwirkung bedeutsame Stoffwechselprodukte zu bilden.

Beim Rauchen treten spürbare Wirkungen innerhalb weniger Minuten ein. Die volle Wirkung ist nach etwa 10 bis 20 Minuten erreicht und hält zwei bis drei Stunden an. Wird Cannabis gegessen oder als Tee konsumiert, so tritt die Wirkung erst nach einer Stunde ein, kann dann allerdings 10 Stunden und länger anhalten.

Die am häufigsten berichteten körperlichen Wirkungen des Cannabisgebrauchs sind eine mehr oder minder ausgeprägte Mundtrockenheit, spürbare Beschleunigung des Herzschlages bis hin zu deutlichem, gelegentlich auch unangenehm erlebtem Herzklopfen. Darüber hinaus kann es zu Anfällen von Heißhunger kommen. Der Rausch verläuft in zwei Phasen; auf eine Anregungsphase folgt eine mehr träumerische, meditative Phase.

Die im in folgenden aufgeführten Wirkungen sind den Berichten einer größeren Zahl von Konsumenten entnommen. Es handelt sich somit um subjektive persönliche Erfahrungen. Daß die aufgezählten Wirkungen meist positiv erlebt wurden, mag daher Zufall sein. Ebensowenig sind die berichteten Verbesserungen der Sinnesleistung objektiver Natur, sondern entspringen dem subjektiven Eindruck der von Cannabis Berauschten. Nicht nur subjektiv verbessert wird allerdings das Nachtsichtvermögen, wie man einem Artikel der Zeitschrift „GEO", Ausgabe 11/91 entnehmen konnte.

Der Einfluß von Hanf auf die Sinne wird meistens als besonders beeindruckend beschrieben. Farben werden in der Regel sehr viel klarer und leuchtender erlebt. Das Hören, das Erleben von Klang und insbesondere von Rhythmen werden ebenfalls intensiviert. Psychedelische Maler und Musiker nutzen diese Effekte gelegentlich aus.

Nicht nur Gerüche werden intensiver erlebt, sondern auch das mit diesem Sinn eng verbundene Geschmackserlebnis verändert sich und erscheint dem Konsumenten deutlich verfeinert und intensiviert. Vor allem Süßes, besonders aber Schokoladehaltiges erfreut sich unter Cannabisberauschten großer Beliebtheit.

Auch das Tastgefühl wird oft verstärkt erlebt. Da dies die Tastempfindung des ganzen Körpers betrifft und nicht nur die der Hände, können auch nichtgenitale erotische Aktivitäten erheblich an Attraktivität gewinnen, was manche Partnerin sonst vorspielfauler Männer besonders freuen dürfte.

Die häufig verbesserte Vorstellungskraft, die Vorstellungen viel intensiver in Gefühle und körperliche Empfindungen verwandelt, kann besonders die Sexualität durchaus angenehm beeinflussen. Die Stimmung wird meist von einem entspannten Glücksgefühl, von Heiterkeit bis hin zur Albernheit bestimmt. Häufig stellt sich eine lose Folge unzusammenhängender Gedanken ein.

Bei etwas höheren Dosierungen kann es zum subjektiven Erleben des Einsseins mit der umgebenden Natur, zu ekstatisch-visionären, aber auch zu meditativ kontemplativen Zuständen kommen. Da die Grenze zwischen Bewußtsein und Unterbewußtsein durchlässiger wird, können vermehrt Erinnerungen an längst vergessen geglaubte Erlebnisse zu Bewußtsein kommen.

In der Regel kommt es nur beim Konsum sehr hoher Dosen zu optischen und akustischen Halluzinationen. Wie ein Rausch erlebt wird, ist im allgemeinen von den folgenden Faktoren abhängig: der Dosis, von der Umgebung, in der konsumiert wird, und von der inneren Einstellung zur Droge. Erfahrene Konsumenten vermögen den Rausch und das darin Erlebte sehr weitgehend zu steuern. Die Klarheit der Gedanken ist beim Cannabisrausch kaum beeinträchtigt.

Medizinisch hat Cannabis bei folgenden Erkrankungen positive Wirkungen gezeigt: erhöhter Augeninnendruck (Glaukom), Krampfneigung, Epilepsie, Asthma, schwere Übelkeit und Brechreiz. Synthetisches THC wurde in den vergangenen Jahren häufig in den USA verordnet, um bei chemotherapeutisch behandelten Krebspatienten mit dem starken Brechreiz, der bei solchen Behandlungen auftritt, fertig zu werden. Speziell in Zusammenhang mit AIDS macht Cannabis wieder von sich reden: auch hier kommt es, u.a. auch durch die notwendigen Medikamente, zu Appetitverlust und Verdauungsstörungen mit der Folge der Abmagerung. Diese stellt einen erheblichen Risikofaktor dar. In inzwischen zahlreichen Fällen besserten sich nach Einnahme von THC oder Marihuana der Appetit und in der Folge erhöhte sich das Körpergewicht. Dies bedeutet eine verlängerte Überlebenszeit. Daß man todgeweihten Menschen dieses bischen möglicher Hilfe aus einer politischen Trotzhaltung heraus immer noch nicht legal zugänglich gemacht hat, ist eine skandalöse Mißachtung der Grundrechte dieser Kranken. Das Recht auf Leben und körperliche Unversehrheit schließt das Recht auf längeres Überleben ein.

Nebenwirkungen: Personen mit Kreislaufschäden sollten mit Cannabis vorsichtig umgehen, da die Pulsfrequenz erhöht wird. Schäden am Immun- und Fortpflanzungssystem werden zwar immer wieder behauptet, sind aber nach Prof. Dr. Dominiak nicht bewiesen. Das Rauchen von Cannabis kann zu Lungenschäden führen. Diese sind im Vergleich zum Schaden durch gewohnheitsmäßiges Tabakrauchen als eher gering einzustufen.

Die Leistung des Kurzzeitgedächtnisses ist unter Einfluß von Cannabis reduziert. Wie andere Rauschmittel oder Medikamente kann Cannabis möglicherweise latent vorhandene Psychosen zum Ausbruch bringen. Personen, die zu psychischen Störungen neigen, sollten ebenso auf Cannabis verzichten wie diejenigen, die sich damit sozial unerträglichen Situationen entziehen wollen.

Körperliche Entzugserscheinungen sind bei Cannabis nicht zu beobachten. Allenfalls können Irritierbarkeit, Nervosität und innere Unruhe für einen kurzen Zeitraum auftreten, die jedoch Anzeichen einer gelegentlich auftretenden psychischen Gewöhnung sind. Dosissteigerungen sind bei Cannabis nicht bekannt geworden.

Insbesondere wenn Cannabis zu häufig im Übermaß eingenommen wird, kann es in Einzelfällen zu sogenannten Flash-backs, kurzdauernden Rauschzuständen ohne vorherige Drogeneinnahme, kommen. Genügend Zeit, um mit dem Auto am Straßenrand anzuhalten, verbleibt allemal.

Ebenfalls zu den seltenen Erlebnissen gehören angstbeladene Zustände unter Cannabis. Wenn, dann kommt dies vor allem bei hohen Dosen und ungeübten Benutzern vor. Da die Intensität von Halluzinationen unter Cannabis weniger ausgeprägt ist als unter anderen Drogen und die geistige Klarheit kaum beeinträchtigt wird, ist dieser Zustand in der Regel schnell durch Zuspruch und evtl. durch Verabreichung zuckerhaltiger Getränke beherrschbar. Unbewußte Ängste des Benutzers spielen hier eine größere Rolle als die eigentliche Drogenwirkung.

Einzelne Autoren, besonders Nahas, berichten von wesentlich schwerwiegenderen Nebenwirkungen durch Haschischkonsum. Nahas ist allerdings selbst in der Fachwelt sehr umstritten, nicht zuletzt auch deshalb, weil seine Erkenntnisse primär auf der Zwangsfütterung von Nagetieren mit übergroßen Mengen von Cannabis beruhen. Neuere Autoren, z.B. Prof. Dr. Dominiak, weisen eine Übertragbarkeit dieser Versuche auf den Menschen zurück.

Bezugsquellen: Haschisch und Marihuana sind nur in den Niederlanden und einigen asiatischen Ländern straffrei erhältlich. Die Einfuhr von Cannabis auch aus solchen Ländern in die BRD ist verboten. Dies gilt nicht für Samen. Auch holländische Hochleistungssamen sind in der BRD frei erhältlich, ihr Besitz ist nicht verboten.

Sonstiges: Die gesamte Hanfpflanze mit Ausnahme der Samen unterliegt dem BtMG, der Besitz und die Weitergabe von lebenden oder getrockneten Pflanzen oder daraus gewonnen Produkten (Ausnahme: Fasern) ist strafbar. Vom Konsum muß daher abgeraten werden. Faserhanfsorten, dessen THC-Gehalt unter einer noch zu definierenden Grenze liegen, werden voraussichtlich ab 1996 wieder zum Anbau in der BRD zugelassen.

Bezugsquellen: Cannabis-Samen gibt es in Ihrem lokalen Headshop, im Versand z.b. bei KAWUMM, Global Import-Export und bei anderen Firmen.

Literatur: Gerade Cannabis ist sehr viel vielfältiger in seinen Wirkungen als es hier dargestellt werden kann. Eine wirklich umfassende Beschreibung von Cannabis enthält das in den Literaturhinweisen genannte „Hanf-Handbuch." Während dessen Vorgänger, das „Definitive Deutsche Hanf-Handbuch" indiziert war, ist dieses Buch nun frei erhältlich (Stand Oktober 1995). Cannabis als Heilpflanze stellt das Buch „Hanf als Heilmittel" vor. Aus der Sicht des Weltreisenden geschrieben ist „Hanfkultur weltweit". Es gibt einen faszinierenden Überblick über den Gebrauch und die juristische Behandlung von Hanf in fast 100 Ländern. Weitere wichtige Hanfbücher sind: „Von Hanf ist die Rede" und „Die Wiederentdeckung der Nutzpflanze Hanf". Kurz genannt seien noch: „Die niederländische Drogenpolitik. Der offizielle Jahresbericht 1993", und das „Haschisch-Urteil '94 des Bundesverfassungsgerichts". Das Buch: „Das Recht auf Rausch" enthält neben anderen Informationen die vollständigen Texte der sehr lesenwerten Urteile über Cannabis des Landgerichts Lübeck und des Schweizer Bundesgerichts, in dem beide zu dem Schluß gelangen, daß der Genuß von Cannabis geringere Folgen für die Gesundheit hat, als der Alkoholgebrauch.

Catha edulis - Kath

Der Kathstrauch wächst in Nordafrika, vor allem im Jemen. Kath ist eine traditionelle arabisch-nordafrikanische Anregungsdroge.

Verwendung: Aus den Kathblättern wird nur selten ein Tee zubereitet; in der Regel werden die Blätter gekaut.

Wirksame Inhaltsstoffe: Kathinon, Cathin und andere.

Wirkungen: Anregend, hungerdämpfend, leicht euphorisierend, nach einigen Stunden tritt Beruhigung ein. Der Kathrausch endet mit depressiver Verstimmung.

Nebenwirkungen: Bei mäßigem Gebrauch keine bekannt. Dauergebrauch kann zu Impotenz, Apathie und starker Abhängigkeit führen.

Bezugsquellen: OTJ und RCS bieten die Kathpflanze an.

Sonstiges: Der Hauptwirkstoff des Kath, das Kathinon, untersteht seit 1986 dem BtMG. Die Kathpflanze selber ist im BtMG nicht aufgeführt; die Haltung aus botanischem Interesse ist somit nicht untersagt.

Catharanthus roseus - Vinca rosea

Botanisches: Blätter eines dauerblühenden Strauches aus Madagaskar. Häufig als Zierpflanze gezogen.

Verwendung: Die getrockneten Blätter werden geraucht.

Wirksame Inhaltsstoffe: u.a. Indole ähnlich dem Ibogain.

Wirkungen: Euphorie und Halluzinationen. Das ebenfalls enthaltene Vincamin verbessert die Gehirnleistungen bei gefäßbedingten Hirnleistungsstörungen.

Nebenwirkungen: Die Wirkstoffe der Pflanze wirken auf die Zellteilung. Sie werden daher auch in der Krebsbekämpfung eingesetzt. Es kommt zu schwerwiegenden Nebenwirkungen: Bereits bei einmaligem Gebrauch tritt eine vorübergehende Abwehrschwäche durch Verminderung der Zahl der weißen Blutkörperchen auf. Bei Dauergebrauch oder in höherer Dosierung kommt es zu Hautschäden, massivem Haarausfall, Gangunsicherheit, und Muskelschäden. Vom Gebrauch wird dringend abgeraten.

Bezugsquellen: Samen bei RCS.

Coffea arabica - Kaffee

Der Kaffeestrauch, ursprünglich vermutlich in Nordafrika heimisch, wird heute in der Mehrzahl der tropischen Länder in Plantagen angebaut und ist eines der wichtigsten Güter des internationalen Handels. Bekannte Kaffeeproduzenten sind Brasilien, Kolumbien, Kenia und Nicaragua.

Verwendung: Die Samen des Kaffeestrauches werden vom Fruchtfleisch befreit, getrocknet und geröstet.

Wirksame Inhaltsstoffe: Bis zu 2,7 Prozent Koffein, dazu Theophyllin.

Wirkungen: Verbesserung der Herzleistung, Erhöhung der Herzfrequenz, blutdruckerhöhend, Erweiterung der Blutgefäße des Gehirns, geistig und körperlich anregend.

Nebenwirkungen: Die längere hochdosierte Einnahme kann zu Nervosität, Schlafstörungen, Herz-Kreislaufstörungen und zur Gewöhnung führen. Ähnliche Symptome treten bei Überdosierung auf, dazu kommen Angstzustände und Panikanfälle. Gelegentlich kommt es bei hohen Dosen auch zu einem Umschlagen der Wirkung: mehr Müdigkeit. Die Reizstoffe des Kaffees können zu Magenschleimhautgeschwüren führen.

Bezugsquellen: Überall im Handel. Wer die Möglichkeit hat, sollte Kaffee aus Dritte-Welt-Läden bevorzugen. Kaffeepflanzen sind im Gartenfachhandel erhältlich.

Cola vera - Kola

Ein Baum der Familie Sterculiaceae, der im südlichen Teil von Westafrika wächst. Die Kolanuß ist eines der wichtigsten Genußmittel Afrikas und hat darüber hinaus kultische Bedeutung.

Verwendung: Verwendet werden die getrockneten Samen des Kolabaums, die als „Kolanüsse" im Handel sind. Die Nuß wird gekaut oder die gemahlene Nuß eingenommen. Aus dem Pulver können Getränke bereitet werden.

Wirksame Inhaltsstoffe: Hauptsächlich Koffein. Es wird immer wieder darauf hingewiesen, daß die Wirkung einer bestimmten Menge Kolanußpulver stärker ist, als sich aus der darin enthaltenen Koffeinmenge erklären läßt. Bedingt ist dies durch die Bindung von Koffein an Kolatin. Durch ein in der Nuß enthaltenes Enzym wird dieser Komplex im Laufe der Zeit unwirksam; daher sind nur Nußprodukte voll wirksam, die aus Nüssen hergestellt wurden, in denen dieses Enzym durch Hitze inaktiviert wurde (stabilisierte Nüsse).

Wirkungen: Die Kolanuß wirkt anregend und schlafverscheuchend wie der Kaffee (siehe auch dort). Zusätzlich wird von einer stärker erhöhten körperlichen Leistungsfähigkeit bei geringerer Ermüdbarkeit und einer appetithemmenden Wirkung berichtet. Während diese Wirkungen als gesichert gelten können, ist der gelegentlich behauptete aphrodisierende Effekt fraglich. Die Kolanuß ist sicher auch eine interessante und preiswertere Alternative zum Guarana. Daneben schmeckt vielen Colanußpulver, mit Wasser vermischt, besser als Guarana.

Nebenwirkungen: Die Nebenwirkungen entsprechen denen des Kaffees; bei längerem hochdosierten Gebrauch kann es zu Nervosität, Schlaflosigkeit, Kreislaufbeschwerden und zu Gewöhnung kommen.

Bezugsquellen: Kolanußpulver und Kolanußpräparate gibt es bei Elixier, Alraun, in Apotheken, Drogerien und im Kräuterhandel, z.B. bei Lindig.

Coriaria thymifolia - Shansi

Attraktiver, farnähnlicher Busch mit purpurfarbenen Beeren. Kommt in Höhenlagen der Anden in Ecuador vor.

Verwendung: Die Beeren werden gegessen. Die Blätter sollen ebenfalls aktive Substanzen enthalten.

Wirksame Inhaltsstoffe: Sesquiterpene, und Coriamyrtine, Coriatine, Tutine.

Wirkungen: Stimulierend, halluzinogen. Soll ein Gefühl des Fliegens hervorrufen.

Nebenwirkungen: Über diese Pflanze ist noch zu wenig bekannt. Einige Eingeborenstämme betrachten sie als giftig, andere verwenden sie, um sich zu berauschen. Große Dosen können Krämpfe auslösen und zu Bewußtlosigkeit führen. Vom Gebrauch wird wegen der nicht ausreichenden Informationen abgeraten.

Bezugsquellen: Samen bei OTJ erhältlich.

Corynanthe Yohimbe - Yohimbebaum

Westafrikanischer Baum, dort seit langer Zeit als Aphrodisiakum in Gebrauch.

Verwendung: 3-8 Teelöffel der Rinde werden 10 Minuten in einem halben Liter Wasser gekocht, abgeseiht und langsam getrunken. Die Zugabe von einem Gramm Vitamin C (Ascorbinsäure) pro Tasse läßt den Effekt schneller und stärker eintreten. Leider schwankt der Wirkstoffgehalt der in der BRD angebotenen Droge stark; es gibt sowohl Chargen, bei denen 2-3 Teelöffel deutlich wirksam sind, als auch andere, bei denen eine Handvoll erforderlich ist. Es wird empfohlen, zuerst mit niedrigeren Dosierungen vorsichtig die individuelle Verträglichkeit zu bestimmen.

Wirksame Inhaltsstoffe: Yohimbin u.a.

Wirkungen: Erste Wirkungen nach einer halben Stunde, nach einer viertel Stunde mit Ascorbinsäure. Warmer, angenehmer Schauder im Bereich der Wirbelsäule, Stimulierung, sexuelle Erregung, leichte Veränderungen der Wahrnehmung, aber keine Halluzinationen, manchmal spontane Erektionen. Sexuelle Aktivitäten wirken besonders angenehm. Nicht selten tritt das Gefühl auf, die Körper würden ineinander verschmelzen. Dauer: etwa 2 bis 4 Stunden. Danach angenehmes, entspanntes Gefühl.

Nebenwirkungen: Der Tee schmeckt äußerst unangenehm. Manchmal wird während der ersten Minuten eine leichte Übelkeit verspürt. Vitamin C reduziert das.

Bezugsquellen: Die Rinde gibt es rezeptfrei in Apotheken, bei MGH und bei OTJ. Die Reinsubstanz, Yohimbin, ist rezeptpflichtig. Leider gibt es selbst für Apotheken oft erhebliche Bezugsprobleme, der Bezug ist für Apotheker mühsam und kaum lohnend. Es wird daher häufig behauptet, Yohimbe-Rinde sei inzwischen rezeptpflichtig. Dies stimmt derzeit (September 1995) definitiv nicht.

Sonstiges: Die diversen Mittelchen, die im Versandhandel per Kleinanzeigen oder durch Sex-Shops verkauft werden, und Yohimbin enthalten, enthalten dieses in so geringer Konzentration, daß eine Wirkung ausgeschlossen ist.

Coryphanta macromeris – Dona-ana-Kaktus

Kleiner stacheliger Kaktus aus Nord-Mexico und Süd-Texas, der in der mexikanischen Volksmedizin verwendet wird. Der Kaktus wächst in großen zusammenhängenden Gruppen aus vielen Einzelpflanzen.

Verwendung: Die Stacheln werden entfernt und 8-12 der frischen oder getrockneten Kakteen werden auf leeren Magen eingenommen. Sie können entweder gekaut werden, oder man zerkleinert die Kakteen, versetzt sie mit Wasser und seiht nach etwa einer Stunde ab.

Wirksame Inhaltsstoffe: Macromerine mit etwa 1/5 der Stärke von Mescalin.

Wirkungen: Halluzinogen von mescalinähnlicher Wirkung. Macromerine unterliegen nicht wie Meskalin dem Betäubungsmittelgesetz. Ein Bericht über Mescalinwirkungen findet sich im zweiten Teil, neben einem allgemeinen Abschnitt zu Halluzinogenen.

Nebenwirkungen: Sollte nicht in hohen Dosen zusammen mit MAO-Hemmern eingenommen werden. Ansonsten keine Nebenwirkungen bekannt.

Bezugsquellen: Samen bei OTJ und RCS, Pflanzen im Kakteenhandel.

Datura stramonium - Stechapfel

Botanisches: Einjähriges Kraut mit glockenförmigen Blüten und stacheligen Samenkapseln, das meist auf Schutt- und anderen trockenen Plätzen wächst.

Verwendung: Die Blätter werden geraucht um Asthma zu lindern und Rauschzustände zu erzeugen. Die Samen und Wurzeln tropischer Arten (Datura inoxia mill., Datura meteloides) werden von den Eingeborenen zu kultischen Zwecken benutzt. Im Mittelalter, aber gelegentlich auch wieder in der Neuzeit, wurden aus der Datura sogenannte Flug- oder Hexensalben bereitet, indem man die Pflanzenteile in Schweineschmalz auskochte.

Wirksame Inhaltsstoffe: Scopolamin, Atropin, Hyoscyamin. Datura meteloides enthält zusätzlich Meteloidin.

Wirkungen: Halluzinogen und hypnotisch. Nach der Einnahme von Stechapfel kommt es häufig innerhalb kurzer Zeit zu narkotischem Schlaf. In den darin erlebten Träumen werden häufig Verwandlung in Tiere, Flugträume und ausschweifende sexuelle Visionen erlebt. Scopolamin lähmt den Willen und die Berauschten werden dadurch leicht beeinflussbar. Lewin spricht davon, daß nicht selten Frauen unter dem Einfluss von Stechapfel zu sexuellen Handlungen veranlasst wurden, denen sie ohne die Droge nicht zugestimmt hätten. Scopolamin fand darüber hinaus als Wahrheitsdroge bei Verhören Verwendung. In Südamerika mischt man scopolaminhaltige Pflanzenauszüge („Burundanga") unter Getränke. Die Berauschten lassen sich dann widerstandslos bestehlen, bzw. helfen dabei sogar noch mit.

In Carlos Castanedas Buch *Die Lehren des Don Juan, ein Yaqui-Weg des Wissens*, werden rituelle Daturaräusche beschrieben. In Deutschland wurden

Stechapfelblätter bis in die siebziger Jahre rezeptfrei in Form von Asthmazigaretten in Apotheken verkauft. Der Verkauf wurde nur mangels Nachfrage eingestellt, Zwischenfälle sind keine bekannt geworden. Stechapfel ist weniger giftig als die Tollkirsche, trotzdem ist große Vorsicht bei der Dosierung angebracht. Vom Gebrauch wird abgeraten; wer es nicht lassen kann, sollte sich sehr langsam, über einen längeren Zeitraum hinweg, an die Dosis herantasten, die er verträgt.

Nebenwirkungen: Die typischen Nebenwirkungen aller Nachtschattendrogen: Mundtrockenheit, unangenehm übersteigertes Tastgefühl, Herzklopfen, Sehstörungen im Gefolge der Pupillenerweiterung, schweres Vergiftungsgefühl. Vor allem vom Gebrauch des in manchen Quellen erwähnten Stechapfeltees wird abgeraten. Indianische Medizinmänner behaupten, die Einnahme oder das Rauchen der Blüten verursache Geistesschwäche. Mittelalterliche Heilkundige behaupteten, daß der Dauergebrauch von Datura zu Geistesschwäche führe. Während der anfänglichen Erregungsphase kann es zu relativ hoher Herzfrequenz kommen. Personen mit vorgeschädigtem Herzen (Angina pectoris, Verengung der Herzkranzgefäße, Herzinfarkt) sollten Stechapfel daher auf keinen Fall verwenden. Vergleichen Sie auch die Wirkungen und Nebenwirkungen von Atropa Belladonna und Hyoscymus niger. Todesfälle sind bei falscher Dosierung möglich.

Sonstiges: Von mittel- und südamerikanischen Medizinmännern werden häufig Blüten und Blätter der früher als Brugmansia (Baumdatura, , Engelstrompeten) bekannten Pflanzen verwendet, wenn sie auf ihre Trance-Reisen gehen. Diese Büsche mit ihren wunderschönen, bis 35 cm langen Trompetenblüten enthalten weniger Hyoscyamin und mehr Scopolamin in der Alkaloidfraktion und sind deshalb ein wenig nebenwirkungsärmer und ein wenig ungefährlicher als unser Stechapfel. Ungefährlich sind sie deswegen noch lange nicht.

Bezugsquellen: Datura stramonium bei Bornträger, Elixier, tropische Datura- und die mit ihnen verwandten Brugmansia-Arten bei OTJ sowie häufig im Gartenfachhandel.

Desmanthus illinoensis - Illinois bundleflower

Desmanthus illinoensis ist ein mehrjähriger nordamerikanischer Busch aus der Familie der Leguminosen, der in den meisten Bundesstaaten der USA wächst. Auch in Deutschland konnte er schon vereinzelt erfolgreich kultiviert werden.

Verwendung: Verwendet wird ein Extrakt aus der gemahlenen Wurzelrinde. Da DMT alleine oral nicht wirksam ist, wird es durch gleichzeitige Einnahme von Harmala-Samen oder einem Extrakt daraus aktiviert. (Ayahuasca-Analog). Auch gerauchte Extrakte erwiesen sich bereits als wirksam.

Wirksame Inhaltsstoffe: bis ca. 0,34% N,N-dimethyltryptamin (DMT) in der Wurzelrinde. Niedrigere Konzentration in käuflich erhältlicher Wurzelrinde kommt vor.

Wirkungen: In ausreichender Dosierung (ca. 40-60 Gramm Wurzelrindenpulver mittlerer Potenz) starkes Halluzinogen. Mehr siehe Abschnitt „Ayahuasca Analoge" im zweiten Teil.

Nebenwirkungen: Die Nebenwirkungen und Risiken aller Halluzinogene. (siehe Abschnitt „Einnahme von Halluzinogenen"). Übelkeit und Erbrechen, auch ausgesprochen heftig, sind häufige Nebenwirkung speziell der DMT-Harmine-Kombination. Diät während der Einnahme ist notwendig, da es sonst zu sehr unangenehmen bis tödlichen Zwischenfällen kommen kann.

Bezugsquellen: Desmanthus-Samen bei Elixier und OTJ.

Sonstiges: Vermutlich sind noch weitere Leguminosen DMT-haltig. DMT unterliegt dem Betäubungsmittelgesetz. Von der Einnahme DMT-haltigen Materials wird daher abgeraten.

Ephedra nevadensis - Mormonentee

Der Mormonentee ist ein ginsterähnlicher blattloser Strauch der südwestamerikanischen Wüsten. Die Mormonen, die den Koffeingenuß aus religiösen Gründen ablehnen, machen sich die anregende Wirkung dieser Pflanze zunutze; daher der Name.

Verwendung: 15 - 30 Gramm pro 1/2 Liter Wasser, zehn Minuten kochen lassen.

Wirksame Inhaltsstoffe: D-Norpseudoephedrin.

Wirkungen: Blutdrucksteigernd, wachmachend, stimulierend, leistungssteigernd. Lindernd bei Asthma.

Nebenwirkungen: Dauergebrauch kann zu Abhängigkeit führen. Übermäßiger Gebrauch kann Appetitlosigkeit, Herzklopfen und Herzrhythmusstörungen verursachen. D-Norpseudoephedrin ist in Appetitzüglern enthalten.

Bezugsquellen: Reines Ephedrin rezeptfrei im Ausland (Holland, Spanien, Polen). Herba Ephedra (Meerträubelkraut) gibt es billigst rezeptfrei in Apotheken. An Ephedra nicht gewohnte Personen sollten davon etwas weniger, ca. 3 Teel./Tasse nehmen. Kochen mit Zitronensaft hilft die Alkaloide zu lösen und verbessert den Geschmack. Apotheker, die das Kraut nicht besorgen wollen (weil sie kaum dran verdienen, erzählen manche, Ephedra sei rezeptpflichtig o.ä.) kann man wechseln.

Sonstiges: Es gibt noch weitere Ephedra-Arten, die ebenfalls Ephedrin enthalten.

Erythrina-Arten - Colorines

Die Erythrinen sind holzige Sträucher oder kleine Bäume aus der Familie der Leguminosen, die im tropischen Amerika, in Texas und in Kalifornien wachsen. Die genaue Art ist unbestimmt; Erythrina flabelliformis ist wahrscheinlich eine von ihnen. Vermutlich handelt es sich um mehrere Arten mit ähnlichen Wirkungen.

Verwendung: Die roten Bohnen, die angeblich in kleinsten Mengen (1/4 - 1/2 Bohne) von den mexikanischen Indianern verwendet wurden.

Wirksame Inhaltsstoffe: Unbekanntes Gift.

Wirkungen: Halluzinationen, Betäubung, starke sexuelle Erregung.

Nebenwirkungen: Extrem blutdruckerhöhend, lähmend. Es wird davon berichtet, daß nach der Einnahme Euphorie, Berauschung, einen Tag später Fieber, dann Tiefschlaf und am zweiten oder dritten Tag der Tod eintritt. Da weder eine sichere Dosis bekannt ist, noch die korrekte botanische Bezeichnung der verwendeten Pflanze, viele Erythrinen auch in kleinen Mengen tödlich giftig sind, muß vom Gebrauch dieser Pflanzen unbedingt abgeraten werden.

Sonstiges: Schmidtbauer/Scheidt bestreiten, daß die Erythrinen eine psychotrope Wirkung aufweisen; Reko berichtet ausführlich von deren Wirkung und auch Geschwinde, der wohl am zuverlässigsten ist, gibt entsprechende Hinweise auf halluzinogene und aphrodisierende Wirkung. Zur Verwirrung trägt bei, daß als Colorines die ebenfalls rote Bohne einer weiteren psychotropen Pflanze bezeichnet wird, der Sophora secundiflora (siehe dort).

Bezugsquellen: keine.

Erythroxylum coca - Coca

Der Coca-Strauch, von dem weit über 200 Arten bekannt sind, wird in der Natur über 5 Meter hoch. Er hat hat ovale, spitzzulaufende Blätter, kleine, auf dem Stengel sitzende Blüten, und eine charakteristische rote Rinde. Er ist auf das Klima tropischer Gebirgslagen angewiesen. Coca wird seit mindestens 3000 Jahren in den Anden angebaut. Ohne Übertreibung kann die Coca-Pflanze als eine der wichtigen Stützen der altamerikanischen andinischen Hochkulturen bezeichnet werden. So beruhte zum Beispiel die Kommunikation im Reich der Inka auf einem System von Läufern, die Nachrichten damals weit schneller beförderten, als es die moderne peruanische Post vermag. Ohne Coca wären diese Leistungen in der dünnen Gebirgsluft nicht möglich gewesen. Coca war darüber hinaus eine wichtige kultisch gebrauchte Pflanze. Der Cocastrauch ist durch den Cocain-Mißbrauch völlig zu Unrecht in Verruf geraten und kriminalisiert worden. Coca ist nicht Cocain!

Anwendung: Cocablätter werden mit Kalk oder Pflanzenasche vermischt gekaut. Coca wird in seinen Ursprungsländern auch als Tee getrunken, sicher die am wenigsten schädliche Konsumform. In Peru ist Cocatee sogar in Form von Teebeuteln im ganzen Land legal erhältlich, die Cocainmenge in einem solchen Teebeutel ist kaum meßbar. Reines Cocain wird geschnupft, seltener injiziert oder geraucht. In der Medizin wird Cocain nur noch selten als örtliches Betäubungsmittel verwendet.

Wirksame Inhaltsstoffe: Cocain, Ecgonin, weitere kaum erforschte Alkaloide, zahlreiche Vitamine und Spurenelemente. Der Alkaloidgehalt liegt bei etwa 0,2 - 1,2% der Trockenmasse, etwa 80% hiervon sind Cocain.

Wirkungen: Coca wirkt anregend, leistungssteigernd, erotisierend. Coca greift in die Wärmeregulation des Körpers in einer Weise ein, die den Körper besser die Verhältnisse im Gebirge ertragen läßt. Cocatee wirkt leicht anregend. Cocain hat diese Wirkungen ebenfalls, allerdings in deutlich stärkerem Maße. Hier kommt noch eine Komponente hinzu: Wer Cocain genommen hat, dessen Ego wird aufgeplustert. Der Konsument fühlt sich geistreich, interessant und witzig. Und er glaubt, daß einen die anderen genauso sehen. Cocain enthemmt und euphorisiert. Es kommt zu Rauschzuständen, teils auch mit angstbetonten Inhalten. Nach etwa 2 Stunden klingt der Rausch in einem depressiven Kater aus - häufig Anlaß, eine weitere Dosis zu sich zu nehmen.

Nebenwirkungen: Cocatee: keine nennenswerten. Cocablätter: Übermäßiger, anhaltender Konsum der Blätter kann zur Abhängigkeit führen. Der größte Teil der Indios scheint jedoch die Blätter kontrolliert zu nutzen. Der gelegentlich behauptete „frühzeitige Verschleiß durch den Cocaismus" ist nicht bewiesen. Vermutlich ist die Armut und die Ausbeutung der indigenen Bevölkerung viel eher für deren niedrigere Lebenserwartung verantwortlich als die Coca. Dagegen weist der andauernde und/oder übermäßige Gebrauch reinen Cocains eine Reihe schwerwiegender Nebenwirkungen auf. Es kommt leicht zu einer starken Abhängigkeit, wie nicht nur die Biographie Sigmund Freuds eindrucksvoll beweist. Akut erhöht Cocain Blutdruck, Herzfrequenz und Körpertemperatur. Das kann einen Herzinfarkt auslösen, oder das Platzen von Gefäßen im Gehirn bewirken. Überdosen führen zu Lähmungen, die in einer tödlichen Atemlähmung ihren Höhepunkt finden können. Nicht selten sind Cocainpsychosen, Verfall der Intelligenz, Selbstmordversuche. Eine typische Form der Cocainpsychose ist die Halluzination von Fremdkörpern oder kleinen Insekten unter der Haut, die sich die Patienten dann aufkratzen, manchmal auch aufschneiden. Auch die anfänglich erotisierende Wirkung verkehrt sich bald ins Gegenteil: Impotenz ist eine weitere regelmäßig auftretende Folge des Dauerkonsums von Cocain.

Bezugsquellen: Als ich die erste Auflage von *Psychoaktive Pflanzen* schrieb, wären Coca-Samen noch legal gewesen - damals unterlagen nur Coca-Blätter dem BTMG, inzwischen sind es alle Pflanzenteile, auch die Samen. Es gibt daher keine Bezugsmöglichkeit.

Sonstiges: Wie die Münchner Medizinische Wochenschrift 136 (1994) Nr. 7 berichtete, konnte im Gewebe altägyptischer Mumien neben Nikotin und THC auch Cocain nachgewiesen werden.

Eine sehr informative ausführliche Broschüre über traditionellen Cocaingebrauch, zeitgenössischen Cocainhandel und die Ausbeutung der indigenen Bevölkerung ist die im Literaturteil genannte Schrift *500 Jahre Conquista* von Herrmann Herf.

Cocain und die Coca-Pflanze unterliegen dem Betäubungsmittelgesetz. Von der Einnahme von Coca oder Cocain wird daher abgeraten.

Eschscholtzia californica - Goldmohn

Kalifornische Mohnart, die kein Morphin produziert und daher nicht dem Betäubungsmittelgesetz unterstellt wurde.

Verwendung: Die Blätter, Blüten und Kapseln werden getrocknet und geraucht. Andere Quellen empfehlen, nur die getrockneten Blütenblätter zu rauchen. Sehr konzentrierter Tee oder eine starke Tinktur sind deutlich effektiver als Rauchen, daß nicht bei jedem wirkt.

Wirksame Inhaltsstoffe: Verschiedene Alkaloide, Protopine, Chelerythrine.

Wirkungen: Sehr milde, Haschisch-ähnliche Euphorie beim Rauchen, die etwa 20-30 Minuten anhält. Schwach narkotisch, schmerzlindernd.

Nebenwirkungen: Keine offensichtlichen Nebenwirkungen, keine Sucht. Erneutes Rauchen innerhalb von 24 Stunden scheint unwirksam zu sein.

Bezugsquellen: Samen in allen Gartenfachgeschäften und bei Elixier.

Heimia salicifolia - Sinicuichi

Eine Pflanze mit hübschen gelben Blüten, die in ganz Südamerika, von Mexiko bis Argentinien, vorkommt. Ehemals sakrale Pflanze der Azteken. Läßt sich aus Samen heranziehen.

Verwendung: Die Indianer lassen die gepflückten Blätter leicht anwelken, zerstossen sie, vermischen den Brei mit etwas Wasser, lassen die Mischung einen Tag im Warmen, möglichst an der Sonne, fermentieren und trinken dann. Sind keine frischen Blätter vorhanden, so werden die getrockneten Blätter in heißem Wasser eingeweicht, und ebenfalls einen Tag in der Sonne stehengelassen, bevor die Mischung getrunken wird. Zehn Gramm der getrockneten oder eine entsprechende Menge der frischen Blätter werden als Anfangsdosis verwendet.

Wirksame Inhaltsstoffe: Cryogenin .

Wirkungen: Angenehme Mattigkeit, Entspannung der Muskulatur, Verlangsamung des Herzschlags, Erweiterung der Herzkranzgefäße, leichte Senkung des Blutdrucks, leichter Schwindel, Gefühl des Berauschtseins, Verdunkelung des Gesichtssinns, Halluzinationen des Gehörsinns, (Geräusche klingen entfernt), und verbesserte Gedächtnisfunktionen .

Nebenwirkungen: Kein Kater oder andere unerwünschten Nebeneffekte. Übermäßiger Genuß kann die Sicht am nächsten Tag gelb tönen. Andauernder übermäßiger Gebrauch kann das Gedächtnis beeinträchtigen.

Bezugsquellen: Samen bei Bornträger.

Humulus lupulus - Hopfen

Hopfen ist eine mehrjährige Windenpflanze. Ein Teil der Wirkung von Bier ist auf Hopfen zurückzuführen. Daneben spielt Hopfen eine große Rolle als traditionelle Heilpflanze bei nervösen Störungen und Schlaflosigkeit.

Verwendung: Verwendung finden die flockigen, getrockneten Fruchtstände. Diese können geraucht, mit Alkohol extrahiert, oder als Tee zubereitet werden.

Wirksame Inhaltsstoffe: Lupulin.

Wirkungen: Beruhigend. Erzeugt geraucht angeblich eine milde, Marihuana-ähnliche Euphorie mit beruhigender Komponente.

Nebenwirkungen: Übermäßiger, langdauernder Gebrauch führt gelegentlich zu Benommenheit.

Erfahrungsbericht: Das Rauchen von soviel getrockneten Hopfenblüten, wie eine doppelt große, selbstgedrehte Zigarette (Joint) faßt, erzeugte bei mir ausser einer leichten Benommenheit, die etwa eine Stunde anhielt, keine weiteren Wirkungen. Eine Tasse des sehr bitteren, aus den Hopfenzapfen gekochten Tees bewirkt bei mir, je nach Ausgangssituation, Beruhigung bis leichte Schläfrigkeit.

Bezugsquellen: Samen bei Bornträger und OTJ, getrocknete Hopfenzapfen im Kräuterhandel.

Hydrangea paniculata - rispige Hortensie

Diese Pflanze wird gelegentlich als euphorisierend beschrieben. Da es bei der Verwendung der Hortensie zur Freisetzung größerer Mengen von Blausäure mit tödlichen Folgen kommen kann, wird hier nur dringendst von jeder Verwendung abgeraten. Als Zierpflanze setzt die Hortensie keine Blausäure frei und ist harmlos.

Hyoscyamus niger - Bilsenkraut

Das schwarze Bilsenkraut, das der Familie der Nachtschattengewächse (Solanaceae) zugerechnet wird, wächst in sandigen Gebieten, auf Schuttplätzen und an Straßenrändern Südeuropas. Bei uns kommt das Bilsenkraut selten vor. Im Mittelalter wurde es in eigenen Bilsengärten angebaut, um als „Bierschärfe" verwendet zu werden, d.h. dem Bier wurde gemahlener Bilsenkrautsamen zugefügt, um es berauschender zu machen. Der Name der Stadt Pilsen und damit letztlich auch die Bezeichnung Pils für die bekannte Biersorte läßt sich so auf diese alte Rauschpflanze zurückführen.

Verwendung: Die Blätter und vor allem die leicht dosierbaren Samen des Bilsenkrauts werden wegen ihres berauschenden Effekts geraucht. Die Hexensalben des Mittelalters wurden hergestellt, in dem man die zerkleinerten Pflanzenteile in Schweineschmalz bei nicht zu hohen Temperaturen auskochte und anschließend das noch heisse Fett durch ein Tuch direkt in das Aufbewahrungsgefäß seihte. Rauchen und die Anwendung als Salbe haben den Vorteil, daß die Wirkung besser dosier- und kontrollierbar bleibt, als dies bei der Einnahme als Tee oder gar der Rohdroge der Fall wäre. (Trotzdem starb Karl Kiesewetter, ein Erforscher und Kenner der Hexensalben, bei einem Selbstversuch.) Von der Einnahme der Samen und von Zubereitungen daraus wird abgeraten.

Wirksame Inhaltsstoffe: Vor allem Scopolamin, daneben Hyoscyamin und Atropin.

Wirkungen: Bilsenkraut ist eine narkotisch und halluzinogen wirkende Giftpflanze. Es können Halluzinationen des Gesichtssinns, des Gehörs und des Geschmacks auftreten. Aggressives Verhalten während des anfänglichen Erregungszustandes kommt vor. Später kommt es zu tiefem, narkotischem Schlaf, währenddessen Halluzinationen, häufig sexuellen Inhalts, oder auch Flugträume oder Tierverwandlungen erlebt werden. Die Welt wird unter Scopolamin häufig magisch, mystisch, märchenhaft verändert erlebt. Die durch Nachtschattenalkaloide hervorgerufenen Halluzinationen erscheinen dem Berauschten nicht selten als real. Ein Verwandter unseres schwarzen Bilsenkrauts, das weiße Bilsenkraut, (Hyoscyamus albus oder auch Hyoscyamus muticus) wächst in Teilen Nordafrikas, so. z.B. in Ägypten, und wird von den Arabern „Sekaran" - die Berauschende - genannt. Die Blätter dieser Pflanze werden von den Beduinen noch heute manchmal geraucht, um Rauschzustände hervorzurufen. Von den drei wichtigsten Nachtschattengewächsen, Tollkirsche, Stechapfel, Bilsenkraut scheint der sehr vorsichtige Gebrauch des letzteren am wenigsten riskant zu sein, besonders wenn es geraucht wird. Bedingt ist dies einesteils durch die relativ geringste Alkaloidkonzentration aller drei Pflanzen. Der zweite Grund ist der, daß im Bilsenkraut der relative Anteil der stark giftigen Stoffe Atropin und Hyoscyamin geringer ist und das weniger giftige Scopolamin stärker überwiegt, als bei den anderen beiden.

Nebenwirkungen: Bilsenkraut ist giftig. Wer mit Nachtschattengewächsen experimentieren will, muß sich dessen bewußt sein und sollte sich mit den Wirkungen der Alkaloide Atropin, Hyoscyamin und Scopolamin auseinandergesetzt haben, die in zu hohen Dosen zum Tod führen. Durstgefühl, Kopfdruck, Schwindel, allgemeines Vergiftungsgefühl sind die am häufigsten auftretenden Nebenwirkungen. Besonders am folgenden Tag ist ein katerähnlich auftretendes Vergiftungsgefühl die Regel. Vorsicht ist bei wiederholter Anwendung in kurzen Zeitabständen geboten; bereits kleine, sonst harmlose Dosen können ausreichen, um in einen schweren Rauschzustand zu geraten. Während der anfänglichen Erregungsphase kann es zu relativ hoher Herzfrequenz kommen. Personen mit vorgeschädigtem Herzen (Angina pectoris, Verengung der Herkranzgefäße, Herzinfarkt) sollten das Bilsenkraut daher auf keinen Fall verwenden. Vergleichen Sie auch die Wirkungen und Nebenwirkungen von Atropa Belladonna und von Datura Stramonium.

Bezugsquellen: In Deutschland in der Natur selten. Samen bei Elixier und Bornträger erhältlich.

Ilex paraguayensis - Mate

Immergrüne, mittelhohe Bäume, die in Brasilien und in Paraguay wachsen. Der Genuß des sehr erfrischenden und durstlöschenden Mate-Tees ist in Südamerika weit verbreitet.

Verwendung: Die Blätter werden gesammelt, getrocknet und leicht geröstet. Aus dem so gewonnenen Mate wird ein Tee bereitet.

Wirksame Inhaltsstoffe: Koffein, Tannin (ein Gerbstoff), Mineralien.

Wirkungen: Anregend, appetithemmend. Der Mate wirkt schonender als Tee oder Kaffee.

Nebenwirkungen: Langdauernder Gebrauch in hoher Dosierung kann Nervosität, Schlaflosigkeit und Kreislaufbeschwerden hervorrufen.

Bezugsquellen: Dritte-Welt-Läden, Reformhäuser, Apotheken, Drogerien, Kräuterhandlungen.

Iochroma - borrachero

Ein Strauch oder kleiner Baum aus der Familie der Solanaceae (Nachtschatten-gewächse) mit röhrenförmigen scharlachroten Blüten, der in den Waldgebieten von Peru, Chile, und Kolumbien vorkommt. Wird auch von Schamanen Kolumbiens kultiviert. Meist wird Iochroma fuchsioides verwendet.

Verwendung: Die Blätter werden geraucht oder es wird ein Tee aus ihnen bereitet.

Wirksame Inhaltsstoffe: Noch nicht identifiziert, aber vermutlich Tropane (Gruppe von Alkaloiden, zu denen das Atropin, das Hyoscyamin und das Scopolamin gerechnet wird).

Wirkungen: Halluzinogen.

Nebenwirkungen: Informationen nicht ausreichend, daher Vorsicht geboten. Manche Tropane sind sehr giftig.

Bezugsquellen: Stecklinge durch RCS, Samen bei OTJ.

Ipomea tricolor - Prunkwinde, Trichterwinde

Beliebte Zierpflanze. Verschiedene Windenarten mit schönen Blüten. Werden unter den Bezeichnungen: Ipomea tricolor, Ipomea purpurea, Ipomea violacea angeboten.

Verwendung: 5-10 Gramm der Samen werden gut gekaut und geschluckt oder gemahlen, mehrere Stunden in einer Tasse Wasser eingeweicht, dann wird entweder durch ein Tuch abgeseiht oder der gesamte Auszug getrunken. Wegen des stark wechselnden Wirkstoffgehalts empfiehlt es sich, erst einen Test mit ca. 50 Samen zu unternehmen.

Wirksame Inhaltsstoffe: LSA (D-Lyserg-Säure-Amid) und Ergometrin.

Wirkungen: LSD-ähnliche Halluzinationen von 6 Stunden Dauer. Näheres siehe unter Turbina Corymbosa. Das Alkaloidgemisch der Turbina Corymbosa scheint Berichten zufolge etwas besser verträglich zu sein, als das der Ipomea-Arten.

Nebenwirkungen: Personen, die an Lebererkrankungen leiden oder gelitten haben, sollten Lysergsäure-Amid nicht einnehmen. Ergometrin sollte auf keinen Fall von schwangeren Frauen eingenommen werden. Die Samen der Prunkwinde sind manchmal chemisch behandelt, entweder, um das Schimmeln, oder auch um die Verwendung als Droge zu verhindern. Typische Symptome sind in diesen Fällen heftiges Erbrechen und Durchfall. Werden behandelte Samen eingepflanzt und von den so gezogenen Pflanzen Samen geerntet, dann sind diese Chemikalien gegen Schädlingsbefall bzw. zur Vergällung natürlich nicht in den selbstgezogenen Samen enthalten. Übelkeit und Erbrechen kommen aber auch bei den unbehandelten Samen vor.

Bezugsquellen: Bornträger und Elixier. OTJ bietet fünf verschiedene Unterarten der Ipomea an.

Sonstiges: Näheres zu den Ipomea-Wirkungen finden Sie im zweiten Teil des Buches. Ipomea enthält LSA in stark wechselnder Konzentration.

Juniperus macropoda

Juniperus macropada ist eine Wacholderart des nordwestlichen Himalaja.

Verwendung: Die Menschen des Ursprungsgebietes legen die Blätter und Zweige auf glühende Holzkohle und inhalieren den Rauch dann unter einer Decke.

Wirksame Inhaltsstoffe: Norpseudoephedrin, eine Substanz, die auch im Kath vorkommt.

Wirkungen: Stimulierend, erhöhte geistige Klarheit, erhöhte Leistungsfähigkeit, die in Schläfrigkeit, Schlaf oder Depressionen enden kann. Erhöhte Atem- und Pulsfrequenz.

Nebenwirkungen: Kann anfangs manchmal zu Benommenheit, Magenbeschwerden, Mattigkeit, Depressionen und zu verminderter Herzleistung führen. Ausgedehnter Gebrauch kann zu Herzerkrankungen, Appetitverlust, vermindertem Sexualtrieb, Delirium führen.

Bezugsquellen: Stecklinge auf Anfrage gelegentlich bei RCS erhältlich.

Kaempferia galanga - Galanga, Galangal, Maraba

Der Galanga, ein Verwandter des Ingwers, ist eine alte Heil- und Gewürzpflanze Südostasiens.

Verwendung: Die Wurzeln werden zerkaut und geschluckt. Bei uns wird meist die getrocknete pulverisierte Wurzel angeboten. Ab drei gehäuften Teelöffel voll sind Wirkungen zu spüren. Galanga als Tee einzunehmen, ist wegen des Geschmacks kaum möglich. Mit am angenehmsten ist es, das Pulver mit Reis vermischt zu essen.

Wirksame Inhaltsstoffe: Unbekannte Substanz im flüchtigen Öl.

Wirkungen: Kurz nach der Einnahme kleinerer Mengen (2-3 Tl.) stellen sich eine überraschende Klarheit der Gedanken und ein verändertes Sehen ein. Größere Mengen sollen in Neu-Guinea bei Naturvölkern als Halluzinogene Verwendung finden.

Nebenwirkungen: Keine bekannt. Wird seit langem medizinisch und als Gewürz verwendet.

Bezugsquellen: Auf Anfrage MGH. Praktisch alle Spezialgeschäfte für asiatische Lebensmittel führen Galanga, oft auch frisch. Andere Namen sind Thai-Ingwer, Laos-Wurzel oder Kampfer-Wurzel.

Sonstiges: Kurze Erfahrungsberichte mit Galanga finden sich im zweiten Teil des Buches. Galanga wirkt häufig nicht, woran das liegt, ist noch unbekannt. Die Berichte derer, bei denen eine Wirkung eingetreten ist, beschreiben diese konsistent genug, um Placeboeffekte ausschließen zu können.

Lactuca virosa - Giftlattich

Der Giftlattich, eine zweijährige Pflanze, ist ein Verwandter unseres Gartensalats.

Verwendung: Aus der Pflanze kann der Saft durch elektrisches Entsaften gewonnen und getrunken werden. Häufiger wird der obere Teil der Pflanze wiederholt abgeschnitten und der austretende Milchsaft aufgefangen. Diesen läßt man eintrocknen und raucht ihn anschließend. Es kann auch die ganze Pflanze getrocknet und geraucht werden. Die größte Einzeldosis Lactucarium betrug 0,3, die maximale Tagesdosis 1 Gramm.

Wirksame Inhaltsstoffe: Lactucin, Lactucerol.

Wirkungen: Der eingetrocknete Milchsaft (Lactucarium) wurde lange Zeit als Arzneimittel gebraucht, wenn es darum ging, eine milde Opiumwirkung zu erzielen. Es wirkt beruhigend auf das Zentralnervensystem, leicht euphorisierend, schmerzstillend, schlaffördernd und trauminduzierend. Die Wirkung tritt nicht zuverlässig ein. Ob sie von der Person des Anwenders oder von Standort- oder Klimabedingungen der Pflanzen abhängt, ist noch nicht geklärt. Der getrocknete Milchsaft scheint nach einiger Lagerzeit an Wirkung zu verlieren. In den siebziger Jahren wurde Lactuarium in den USA unter Bezeichnungen wie „Lettuce opium", „Lettucene", oder „L'Opium" in allen Szene-Zeitungen angeboten. Es wurde kein einziger Fall von Abhängigkeit oder einer Vergiftung bekannt. Allerdings wurde in der Folge häufig gefälschtes Lactucarium, aus einfachem Kopfsalat gewonnen, verkauft. Der getrocknete Milchsaft des Kopfsalats weist aber keinerlei Wirkungen auf, so daß bald daß Gerücht entstand, Lactucarium sei generell unwirksam.

Nebenwirkungen: Bei Überdosierung Schweißausbruch, Herzbeschleunigung, Kopfschmerzen.

Bezugsquellen: Samen bei Alraun, Bornträger und Elixier. OTJ bietet nikotinfreie Rauchmischungen an, die Lactuca virosa enthalten.

Lagochilus inebrians - Intoxicating mint

Bei der berauschenden Minze, wie sie im englischen heißt, handelt es sich um einen zentralasiatischen Strauch aus der Familie der Lippenblütler.

Verwendung: Die Blätter werden getrocknet und als Tee zubereitet.

Wirksame Inhaltsstoffe: Lagochilin, ein Diterpen. Ob dieses psychoaktiv wirkt, ist ungeklärt. Die neueren Erkenntnisse zu Salvia divinorum lassen dies zumindest möglich erscheinen.

Wirkungen: Beruhigend, stimmungsaufhellend, berauschend, halluzinogen.

Nebenwirkungen: Keine bekannt, aber wegen der nicht ausreichenden Daten Vorsicht geboten.

Bezugsquellen: Bei MGH auf Anfrage.

Leonotis Leonurus - Lion's Tail

Eine großer südafrikanischer Strauch aus der Familie der Lippenblütler mit schönen orangefarbenen Blüten.

Verwendung: Das dunkle grüne Harz wird aus den Blättern extrahiert oder von ihnen abgekratzt. Das Harz wird mit Tabak oder anderen rauchbaren Zubereitungen vermischt. Die Hottentotten in Südafrika rauchen die klebrigen aromatischen Blätter und die Blütenknospen, um sich zu berauschen.

Wirksame Inhaltsstoffe: Unbekannt.

Wirkungen: Euphorisierend.

Nebenwirkungen: Dauergebrauch kann zu Gewöhnung wie beim Tabak führen.

Bezugsquellen: Samen bei Elixier und OTJ.

Leonurus sibiricus - Marihuanilla

Eine malaysische Heilpflanze aus der Familie der Lippenblütler. Einfach zu kultivieren, Dauerblüher mit purpurfarbenen Blüten.

Verwendung: Die getrocknete Pflanze wird geraucht.

Wirksame Inhaltsstoffe: Unbekannte Alkaloide.

Wirkungen: Leicht euphorisierend .

Nebenwirkungen: Bei mäßigem Gebrauch sind keine Nebenwirkungen bekannt geworden.

Bezugsquellen: Samen bei OTJ.

Lobelia inflata - Indianertabak

Die Lobelie ist eine einjährige nordamerikanische Pflanze mit blauen Blüten aus der Familie der Glockenblumengewächse.

Verwendung: Die Blätter, Stengel und Samen können geraucht oder als Tee aufgegossen werden - 1 Teel. pro halbem Liter Wasser.

Wirksame Inhaltsstoffe: Lobelin.

Wirkungen: Geraucht kommt es zu einer milden, marihuana-ähnlichen Euphorie und zum Gefühl verstärkter geistiger Klarheit. Kleinere Mengen des Tees stimulieren, größere Dosen beruhigen.

Nebenwirkungen: Ätzender Geschmack, verursacht unangenehme, prickelnde Gefühle im Mund und Rachen. Kann Übelkeit, Erbrechen und Kreislaufstörungen verursachen. Das Rauchen der Lobelie kann bei Personen, die zu Migräne neigen, heftige Kopfschmerzen hervorrufen.

Bezugsquellen: Bornträger, Elixier.

Sonstiges: Besonders gut als Bestandteil von (nikotinfreien) Rauchmischungen geeignet (Yuba Gold).

Lophophora williamsii - Peyote

Während viele andere Kakteen von Laien nicht immer leicht zu unterscheiden sind, prägt sich der Peyote sofort ein: Ein rundlicher Kaktus, blaugrün, weich, ohne Stacheln, dafür mit kleinen Haarbüscheln. Der Peyote wächst ausgesprochen langsam: Bis er ausgewachsen ist, können 15 Jahre vergehen. Peyote ist der bekannteste rituell gebrauchte Kaktus. Wie Berichte spanischer Chronisten bezeugen, wurde er im Mexiko der Azteken zeremoniell gebraucht. Archäologischen Funden nach zu schließen, ist die kultische Einnahme dieses Kaktus noch wesentlich älter, man spricht von bis zu 4000 Jahren. Auch die der Konquista folgende, Jahrhunderte während, barbarisch-blutige Unterdrückung alter Bräuche durch die katholische Kirche konnte den Gebrauch der Kakteen nicht ausrotten.

Seit Anfang des Jahrhunderts gibt es in den USA die Kirche „Native American Church", in der der Peyote als Sakrament verwendet wird. Ethnologen, die diese studierten, berichteten immer wieder über die positive Wirkung, die diese Gemeinschaft auf die Indianer ausübt. Insbesondere der weit verbreitete Akoholismus wird als Folge der Peyote-Zeremonien oft aufgegeben. Den Mitgliedern der „Native American Church" sind Besitz und zeremonieller Gebrauch des Kaktus nach höchstrichterlichen Entscheidungen dann gestattet, wenn sie mindestens 25% indianisches Blut nachweisen können.

Verwendung Der getrocknete oberirdische Teil der Pflanze, der sogenannte *Mescal Button*, wird ausgekaut. 5 bis 20 solcher *Buttons* gelten als Normaldosis.

Wirksame Inhaltsstoffe: Etwa 1% des Trockengewichts Mescalin, sowie zahlreiche Nebenalkaloide, u.a. Anhalonin, Anhalodin, Anhalonidin, Hordenin, Lophophorin. Gerade die Nebenalkaloide werden für die unangenehmen Nebenwirkungen verantwortlich gemacht.

Wirkungen: Halluzinogen. Die Wirkung setzt etwa nach einer bis eineinhalb Stunden ein und dauert bis zu 12 Stunden. Nicht selten kommt es zu einer religiös gefärbten, visionären Euphorie, zu mystischen, ekstatischen Halluzinationen. Veränderung aller Sinne, besonders das Farbsehen wird intensiviert. Geräusche werden übersteigert wahrgenommen. Auch Depersonalisation kann auftreten. Alltägliche, banale Gegenstände erhalten eine neue, mystische Bedeutung. In den frühen Büchern von Carlos Castaneda berichtet dieser ausführlich über den kultischen Gebrauch von Mescalin. Niedrige Mescalindosen wirken aphrodisierend.

Nebenwirkungen: Ausgeprägte Übelkeit und Erbrechen besonders in der ersten Stunde nach der Einnahme sind die Regel. Die Übelkeit legt sich im Lauf der Erfahrung. Die Aktivierung latenter Psychosen und das Auftreten von sog. „Horrortrips" ist möglich.

Bezugsquellen: Junge Exemplare (2,5 cm Durchmesser) gibt es in Kakteengärtnereien. Ältere, größere Exemplare werden seltener angeboten und erreichen häufig Preise von DM 50,00 und mehr pro Stück.

Sonstiges: Mir ist zu Ohren gekommen, daß verschiedentlich 10 oder 20 junge Peyote gekauft und vermutlich verspeist wurden. Sowas ist Unsinn; selbst vierzig oder fünfzig kleine Exemplare würden kaum ausreichen, einen auch nur leichten Trip hervorzurufen, erst recht, wenn die Pflanzen aus deutscher Zucht stammen. Doppelt ärgerlich ist dies deshalb, weil der Peyote zunehmend seltener wird, an seinen natürlichen Standorten von der Ausrottung bedroht ist, und strengstem Schutz unterliegt. Die Nachzucht solcher Pflanzen sollte unbedingt geschont werden. Mescalin unterliegt dem Betäubungsmittelgesetz. Von der Einnahme mescalinhaltigen Materials wird daher abgeraten.

Mandragora officinarum - Alraune

Die Alraune, eine mehrjährige Pflanze, wächst auf Feldern und auf steinigen Plätzen Südeuropas. Sie gehört der Familie der Nachtschattengewächse an, zu der auch die Tollkirsche, der Stechapfel und das Bilsenkraut gehören. Die Alraune ist eine der klassischen Hexen- und Zauberpflanzen des Mittelalters und zahlreiche Sagen ranken sich um sie.

Verwendung: Verwendet wurde der Aufguß aus der zerkleinerten Wurzel. 1/4 bis 1/2 Teel. (gestrichen) ist eine wirksame und noch sichere Dosis. Die Alraune war auch Bestandteil der Hexensalben, die durch das Auskochen verschiedener Pflanzen in Schweineschmalz hergestellt wurden.

Wirksame Inhaltsstoffe: Scopolamin, Hyoscyamin, opiod wirksames Mandragorin und andere Alkaloide.

Wirkungen: Halluzinationen, gefolgt von totenähnlicher Trance und Schlaf. Die narkotische Wirkung steht aufgrund des Mandragoringehalts und des im Verhältnis zu anderen Alkaloiden relativ hohen Scopolamingehalts im Vergleich zur Tollkirsche stärker im Vordergrund. Im halbnarkotischen Zustand kann es zu sexueller Enthemmung kommen. Kleine Dosen bewirken einen schlafähnlichen Trancezustand mit luziden Träumen.

Nebenwirkungen: Nachtschattenalkaloide sind in ihrer Wirkung auf den Organismus des Einzelnen nicht vorhersagbar. Dosierungen, die von einer Person gut vertragen werden, könne bei anderen zu schweren Vergiftungserscheinungen führen. Allgemein häufige Neben- und Nachwirkungen von Nachtschattendrogen sind: Übelkeit, Brechreiz, unangenehm übersteigertes Tastgefühl, verminderte Sehschärfe durch Pupillenerweiterung, Mundtrockenheit. Der deutliche Anstieg des Herzschlags kann bei Menschen mit vorgeschädigtem Herzen (Verengung der Herzkranzgefäß, Angina pectoris, Herzinfarkt) zu Problemen führen. Solche Personen sollten Nachschattengifte unbedingt meiden. Bei der wiederholten Anwendung innerhalb kurzer Zeiträume können bereits geringe, sonst harmlose Mengen zu einem voll ausgeprägten Rauschzustand führen.

Im Mittelalter wurde von Kräuterkundigen behauptet, daß der andauernde Gebrauch von Alraune, Tollkirsche, Bilsenkraut und Stechapfel zu Geistesschwäche führt. Durch die erheblichen Nebenwirkungen dürfte es aber kaum zum gewohnheitsmäßigen Gebrauch dieser Pflanzen kommen. Vergleichen Sie zu den Wirkungen und Nebenwirkungen auch die Abschnitte über Atropa Belladonna, Datura stramonium und Hyoscyamus niger.

Bezugsquellen: Kann in Südeuropa wildwachsend gefunden werden, gelegentlich in deutschen Gärtnereien.

Mirabilis multiflora - Wunderblume, So'ksi

Strauch mit magentaroten Blüten; kommt im Süden der USA und im Norden Mexicos vor, selten.

Verwendung: Die Wurzel wird gekaut und der Saft geschluckt. Die Medizinmänner der Hopi-Indianer benutzen die Pflanze, um das Wahrsagen bei der Krankenbehandlung zu unterstützen.

Wirksame Inhaltsstoffe: Unbekannt.

Wirkungen: Halluzinogen.

Nebenwirkungen: Nicht bekannt. Einige Pflanzen aus dieser Familie sind giftig.

Bezugsquellen: Samen bei RCS und OTJ.

Mitragyna speciosa - Kratom

Südostasiatischer Baum, insbesondere in Thailand als „Opiumersatz" und Anregungsmittel gebraucht.

Wirksame Inhaltsstoffe: Mitragynin, ein Indol-Alkaloid.

Wirkungen: Gekaute Blätter wirken anregend bis aufputschend. Werden die Blätter geraucht, so kommt es zu Rauschzuständen - in kleinen Dosen marihuanaähnlich, in größeren Dosen LSD-ähnlich

Nebenwirkungen: Stärkere Kreislaufstörungen, weitere Nebenwirkungen unbekannt.

Bezugsquellen: Keine bekannt.

Sonstiges: Im zweiten Teil findet sich ein kurzer Erfahrungsbericht mit dieser Pflanze. In Thailand illegal, aber verbreitet. Wird von Tuk-Tuk-Fahrern (Motorradtaxis) gelegentlich als Amphetaminersatz konsumiert.

Myristica fragrans - Muskatnuß

Bei der Muskatnuß handelt es sich um den Samen eines tropischen immergrünen Baums, der auf den West- und Ostindischen Inseln vorkommt. Die Muskatnuß gehörte vor allem im 15. und 16. Jahrhundert mit zu den wichtigsten Welthandelsgütern.

Verwendung: 5-10 Gramm der gemahlenen Muskatnuß werden eingenommen. Frisch gemahlene Muskatnuß ist am effektivsten. Muskatnuß wirkt individuell recht verschieden; es sollte daher mit niedrigen Dosen begonnen werden. Muskatnüsse aus verschiedenen Quellen schwanken im Gehalt der verschiedenen wirksamen Substanzen. Daher ist auch beim Wechsel auf Nüsse aus einer anderen Quelle Vorsicht geboten.

Wirksame Inhaltsstoffe: Myristicin, Elemicin, Safrol und andere.

Wirkungen: Die eigentliche Wirkung setzt nach einer bis fünf Stunden ein. Es kann zu Mundtrockenheit, Hautrötung, unzusammenhängendem Reden, unkoordinierten Bewegungen kommen. Als nächstes tritt eine Phase der Beruhigung ein, dann Benommenheit, aber Unfähigkeit zu schlafen, Euphorie und traumähnliche Zustände im Halbschlaf. Der gesamte Rausch dauert etwa 12 Stunden, gefolgt von 24 Stunden Schläfrigkeit und Schlaf. Echte Halluzinationen treten unter den üblichen Dosen bis 10 Gramm nicht auf. Höhere Dosen werden mit der Wirkung von Haschisch verglichen.

Vergleicht man Erfahrungsberichte über die Einnahme verschiedener Pflanzen, so weist die Muskatnuss die größte Bandbreite an Symptomen auf. Das reicht von keiner Wirkung bis hin zu schweren Rauschzuständen aber auch zu schwerem Vergiftungsgefühl mit Angstzuständen.

Nebenwirkungen: Während der ersten 45 Minuten möglicherweise Übelkeit, Brechreiz, Herzbeschwerden. Kann vorübergehend Verstopfung und Harnverhaltung verursachen. Safrol ist krebserregend und leberschädigend. Es treten gelegentlich ausgeprägte Vergiftungserscheinungen auf. Die Muskatnuß ist ein MAO-Hemmer. In kleinen Dosen als Gewürz unschädlich. Vom Gebrauch als Halluzinogen wird abgeraten.

Bezugsquellen: Lebensmittelgeschäfte, Gewürzhandlungen, etc.

Sonstiges: Im zweiten Teil des Buches finden Sie Berichte über die Wirkungen der Muskatnuß. Irgend ein Kasper von der Kommission für narkotische Drogen der Vereinten Nationen wollte Muskatnuß allen Ernstes wegen seiner Wirkungen in die Liste der zu verbietenden Halluzinogene aufgenommen sehen. Nur soviel zu staatlichen (UNO-)Drogenexperten.

Nepeta Cataria - Katzenminze

Die Katzenminze aus der Familie der Lippenblütler wächst in Europa, Asien und Afrika. Der Geruch dieser Pflanze übt auf Katzen eine unwiderstehliche Wirkung aus.

Verwendung: Die Blätter werden allein oder zusammen mit Tabak zu gleichen Teilen vermischt geraucht. Der Extrakt kann auch auf Tabak oder auf andere rauchbare Stoffe gesprüht werden. Es kann auch ein Tee aus der Katzenminze, insbesondere kombiniert mit Damiana, getrunken werden. (2 Eßl. frische Katzenminze, 2 Eßlöffel Damiana, mit 1/4 l Wasser kochendem Wasser überbrühen, 5 Minuten ziehen lassen.)

Wirksame Inhaltsstoffe: Nepetalactone, Metatabilacetone.

Wirkungen: Immer wieder wird von einer milden, marihuana-ähnlichen Euphorie berichtet. In der Form eines Tees, Damiana und viel frische Katzenminze gemischt, kann ich eine kaum wahrnehmbare euphorische Wirkung bestätigen, die etwa eine Stunde anhält. Das Rauchen von Katzenminze allein führt bei mir zu keinen nennenswerten Wirkungen.

Nebenwirkungen: Keine Nebenwirkungen bekannt; Tabak ist gesundheitsschädlich und macht abhängig.

Bezugsquellen: Zoohandlungen, MGH. Samen: Bornträger, Kraut: Alraun.

Nicotiana Glauca - Tabakbaum

Der Tabakbaum ist ein Nachtschattengewächs und ein naher Verwandter des allgemein bekannten Tabaks. Er ist eine wilde, selten vorkommende Tabakart, die von den Navajo-Indianern während ihrer heiligen Zeremonien geraucht wird. Er enthält kein Nikotin.

Wirksame Inhaltsstoffe: Anabasin.

Wirkungen: Nikotin-ähnlich.

Nebenwirkungen: Ähnlich Nikotin. Dauergebrauch schädigt Blutgefäße, Herz und Lunge. Warnung: An den Wirkungen von Tabak sterben pro Jahr ca. 100.000 Personen allein in der Bundesrepublik Deutschland.

Bezugsquellen: Samen bei OTJ.

Oncidium cebolleta (= O. longifolium) - Oncidium

Eine Orchidee, die im tropisch-subtropischen Amerika und in der Karibik wächst. In Europa wird sie schon seit langem als Zierpflanze kultiviert. Schöne gelb-braun getupfte Blüten.

Wirksame Inhaltsstoffe: Verschiedene Phenantrene konnten nachgewiesen werden; eine psychoaktive Wirkung der gefundenen Substanzen ist jedoch nicht bekannt.

Verwendung: Die ganzen, frischen Blätter werden von den Tarahumara zerstoßen und mit Wasser vermischt eingenommen. Die exakte Dosis ist nicht bekannt.

Wirkungen: Angeblich halluzinogen und von den Tarahumara als Peyote-Ersatz gebraucht.

Nebenwirkungen: Unbekannt. Zur Vorsicht wird daher geraten.

Bezugsquellen: Spezialgärtnereien für Orchideen.

Sonstiges: Ich verdanke den Hinweis auf diese Pflanze dem Weltreisenden in Sachen Hanf, *Stefan Haag: „Ein Orchideen- Liebhaber, den ich auf Reisen getroffen habe, sagte mir, daß diese Orchidee psychoaktiv sei, wußte aber nichts über die Art der Einnahme oder die Wirkstoffe. Nur eins ist sicher: Die Pflanze ist legal und über den Orchideenfachhandel ohne Probleme zu beziehen.“*

Papaver somniferum - Schlafmohn

Neben dem Hanf ist der Schlafmohn wohl die älteste und verbreitetste psychoaktive Pflanze. Er wird etwa einen Meter hoch, hat weiße oder violette, am Grund dunkelviolette Blüten und gehört der Familie der Mohngewächse (Papaveracea) an. Er wird in den meisten Gebieten Asiens, neuerdings auch in Südamerika angebaut, um die vielfältig verwendbaren Mohnsamen, Opium und Morphin für medizinische Zwecke, die dekorativen getrockneten Samenkapseln, zum größten Teil aber, um Rohstoff für die illegale Heroinproduktion zu gewinnen.

Als Heil- und Rauschpflanze kann der Mohn auf eine mindestens 6000 Jahre alte Geschichte zurückblicken. Im alten Ägypten, bei den Sumerern, in Indien, China und Griechenland war der Schlafmohn wegen seiner hervorragenden Wirkung bei Husten, schweren Durchfällen und vor allem als starkes schmerzlinderndes Mittel bekannt. Deneben wurde er bereits frühzeitig als Rauschdroge und Aphrodisiakum geschätzt.

Verwendung: Um Rohopium zu erhalten, werden die Samenkapseln kurz nach dem Abfallen der Blütenblätter mehrfach angeritzt. Der austretende Milchsaft trocknet ein und wird am nächsten Morgen abgekratzt. Eine Mohnkapsel liefert dabei etwa 0,05 Gramm Opium. Dieses Rohopium wird durch mehrfaches Kochen in destilliertem Wasser und Abseihen gereinigt und entweder in dieser Form geraucht oder mit Alkohol zu Opiumtinktur verdünnt. Gelegentlich wird Opium auch gegessen, in Indien ist dies heute noch die dominierende Einnahmeform.

Wirksame Inhaltsstoffe: Das Hauptalkaloid Morphin, daneben Codein, Thebain, Papaverin sowie einige unbedeutende Nebenalkaloide.

Wirkungen: Der Konsum von Opium führt zu einem ausgeprägten Glücksgefühl, das meist in einem Zustand ruhiger Träumerei erlebt wird. Raum- und Zeitgefühl können unter Opiumeinfluß verändert sein. In den auftauchenden Wachträumen können beeindruckende, farbenprächtige Szenen erlebt werden. Die sexuelle Erregbarkeit steigt. Häufig wurden und werden im Orient Pillen, die aus Mischungen von Opium, Cannabis und anderen Pflanzen bestehen, als erotisierendes Anregungsmittel gebraucht. Erotische Szenen sind auch häufig Inhalt der Opiumvisionen.

Die Opiumwirkungen werden durchweg als sehr viel farbiger und interessanter beschrieben als die Wirkung reinen Morphins. Medizinisch wurde und wird Opium als Schmerzmittel und als zuverlässiges Mittel bei starken Durchfällen, wie sie z.B. bei der Ruhr auftreten, verwendet. Codein findet sich in vielen Hustensäften.

Nebenwirkungen: Häufiger Konsum von Opium kann zu Abhängigkeit führen. Bei Dauergebrauch bildet sich Gewöhnung an die Opiumwirkung aus, so daß die Dosis zunehmend erhöht werden muß, um die gleichen Wirkungen zu erzielen. Überdosen von Opiaten können zum Tod durch Atemlähmung führen.

Chronische Opiumkonsumenten magern häufig ab, da Opium die Darmbewegung lähmt und so appetitdämpfend wirkt. Trotz des dadurch bedingten schlechten Ernährungszustandes erreichen Opiumkonsumenten nicht selten ein ebenso hohes Alter wie ihre nüchternen Zeitgenossen.

Über daraus hinausgehende Schäden gibt es durchaus geteilte Meinungen. Berichte aus den ersten 30 Jahren dieses Jahrhunderts, die sich vor allem auf das damals weitverbreitete Opiumrauchen in China beziehen, beschreiben immer wieder, daß übermäßiger Opiumgenuß mit negativen Folgen eher die Ausnahme gewesen sein soll. Andere Autoren vertreten die gegenteilige Meinung und behaupten, daß der chronische Opiumgenuß zu schwerwiegenden körperlichen und geistigen Verfallserscheinungen führen soll.

Der englische Schriftsteller Thomas De Quincey (1785-1859) beschreibt in seinem Buch „Bekenntnisse eines Opiumessers" seine euphorischen Erlebnisse unter Opiumeinfluß, aber auch sein Leiden an seiner Abhängigkeit.

Bezugsquellen: Der Anbau von Schlafmohn ist nicht mehr gestattet, auch wenn man diese Pflanze immer noch in vielen Bauergärten finden kann. Mohnsamen dürfen weiterhin besessen und gehandelt werden und sind z.B. bei Elixier und Alraun erhältlich.

Sonstiges: Opium, Morphin und verschiedene Zubereitungen und Verwandte dieser Stoffe unterstehen dem Betäubungsmittelgesetz. Einige davon sind verschreibungsfähig, wie z.B. Opiumtinktur und Morphin. Von der Einnahme nicht ärztlich verschriebener Opiate wird daher abgeraten.

Passiflora incarnata - Passionsblume

Die Passionsblume ist ein Windengewächs, das auf den Westindischen Inseln heimisch ist. Sie wird wegen ihrer aussergewöhnlich schönen und interessanten Blüten weltweit als Zierpflanze angebaut.

Verwendung: Kann geraucht oder als Tee zubereitet werden (15 g pro halbem Liter kochendes Wasser). Auch die Bereitung eines alkolischen Auszugs ist möglich.

Wirksame Inhaltsstoffe: Harmine und verwandte Alkaloide, Gehalt etwa 1 Gramm per Kilo. Harmine sind nicht besonders gut in Wasser löslich. Längeres Kochen hilft dabei, die Harmine in Lösung zu bekommen.

Wirkungen: Geraucht eine kurze und leichte, Marihuana-ähnliche Euphorie („high"). Der Tee wirkt stimmungsaufhellend und sedativ; daher ist die Passiflora seit langem als Heilpflanze in Gebrauch. Harmine wirken in Dosen ab etwa 250-500 mg halluzinogen. Geringere Mengen, etwa 25-50 mg, wirken anfangs leicht euphorisierend und anregend, später setzt Müdigkeit ein, der folgende Schlaf wird als von intensiven Träumen begleitet beschrieben. In mittleren Dosen verstärken Harmine durch MAO-Hemmung die Wirkungen anderer Halluzinogene (z.B.Psilocybin) oder ermöglichen sie erst (DMT, oral). Andere Kombinationen (insbesondere Mescalin und Harmine) galten als lebensgefährlich, jedoch ist dies neuerdings nicht mehr unumstritten.

Nebenwirkungen: Einige Substanzen im alkoholischen Auszug können Übelkeit hervorrufen. Harmine sind MAO-Hemmer. MAO-Hemmer entwickeln in Kombination mit anderen Substanzen gefährliche Wirkungen. Siehe unbedingt den Abschnitt: MAO-Hemmer.

Bezugsquellen: Elixier, Alraun, Kräuterhandlungen, MGH, Samen Bornträger und andere.

Sonstiges: Im zweiten Teil finden sich ein kurzer Bericht über den Gebrauch der Passionsblume sowie ein Bericht über die kombinierte DMT-Harmin Wirkung. Siehe auch die Abschnitte über Banisteria Caapi, Peganum harmala, Ayahuasca.

Paullinia cupana - Guarana

Die Guarana-Pflanze ist eine Liane, die am oberen Amazonas und Orinoko in Brasilien wächst.

Verwendung: Verwendet werden die gemahlenen Samen. Seitdem Guarana auch hier populär gemacht wurde, sind verschiedene Zubereitungsformen im Handel: gemahlener Samen, Tinkturen, Kaugummis und anderes.

Wirksame Inhaltsstoffe: bis zu 5 Prozent Koffein und bis zu 25 Prozent Gerbstoffe, Tetra-Methyl-Xanthin, Theophylin, Theobromin. Durch den hohen Gerbstoffgehalt kommt es zu einer gleichmäßigen, über einen längeren Zeitraum verteilten Aufnahme der Wirkstoffe.

Wirkungen: Anregend. Südamerikanische Indianer nehmen Guarana angeblich auch zur sexuellen Stimulation, gegen Kopfschmerzen und Fieber.

Nebenwirkungen: Wie bei allen koffeinhaltigen Stoffen kann die längere hochdosierte Einnahme zu Schlaflosigkeit, Nervosität, Herz- Kreislaufstörungen und zu Gewöhnung führen.

Bezugsquellen: Head-Shops, KAWUMM, Elixier, Alraun.

Sonstiges: Benutzer berichten vielfach, sie hätten durch die Einnahme von Guarana problemlos sehr lange wach bleiben können und daß sie einen vergleichbaren Effekt durch Kaffee- oder Teegenuß nicht erreichen könnten. Meine eigenen Versuche mit Guarana führten zu Wirkungen, die sich von der Wirkung eines starken Kaffees nicht sonderlich unterschied.

Peganum harmala - Steppenraute

Mehrjährige Pflanze, die im mittleren Osten, in Ungarn und Spanien vorkommt.

Verwendung: Etwa 2-5 Gramm der Samen werden gut gekaut und dann geschluckt. Der Geschmack ist sehr bitter. Die Herstellung eines Konzentrats und dessen Einnahme in Gelatinekapseln ist daher angenehmer. Besonders effektiv in Verbindung mit anderen psychoaktiven Verbindungen, insbesondere Tropanen, Psilocybin und DMT-haltigem Material. Die Samen der Steppenraute werden auch zum Färben von Stoffen benutzt (Türkischrot).

Wirksame Inhaltsstoffe: Harmine, Harmaline und Harmalol; Alkaloidgehalt etwa 2 bis 4 Prozent - die mit Abstand konzentrierteste natürliche Quelle für Harmine.

Wirkungen: In niedriger Dosierung von 25-50 mg beruhigend und aphrodisierend, in höheren Dosen von 250-500 mg halluzinogen. Halluzinationen, die von südamerikanischen Harmin-enthaltenden Pflanzen hervorgerufen werden, werden teilweise als Angst- und gewaltauslösend beschrieben. Mit der Steppenraute liegen keine Erfahrungsberichte in solcher Dosierung vor. Die zu erwartenden Harmin-Wirkungen siehe unter Ayahuasca.

Nebenwirkungen: Übelkeit, Erbrechen, vermehrter Speichelfluß, Zittern. Reversibler MAO-Hemmer. Sollte auf keinen Fall zusammen mit Alkohol und mit bestimmten Medikamenten und Lebensmitteln eingenommen werden. Überdosen können eine Lähmung des zentralen Nervensystems hervorrufen.

Bezugsquellen: Samen bei Alraun, Elixier und otj.

Sonstiges: Lesen Sie hierzu unbedingt den Abschnitt über MAO-Hemmer im zweiten Teil des Buches.

Petroselinum Crispum - Petersilie

Die bekannte Gewürzpflanze.

Verwendung: Das aus den Samen gewonnene Öl wird eingenommen.

Wirksame Inhaltsstoffe: Apiol, Myristicin.

Wirkungen: Leichte Erregung, dann berauschend und evtl. leicht halluzinogen.

Nebenwirkungen: Psychotrop wirksame Dosis schädigt die Leber, die Nieren und reizt sehr stark den Magen-Darm-Trakt. Vom Gebrauch wird abgeraten. Während der Schwangerschaft sollte Petersilienöl auf keinen Fall eingenommen werden. Der Gebrauch von Petersilie in üblichen Mengen als Gewürz ist unbedenklich.

Bezugsquellen: Kräuterhandel. Samen im Gartenfachhandel.

Sonstiges: Vergleiche hierzu auch Myristica fragrans; die bei Muskatnuß geschilderten Wirkungen dürften im Wesentlichen auch auf die Petersilie zutreffen; allerdings ist die Giftigkeit des Petersilienöls wegen des Apiolgehalts höher. Auf die im Fenchel (Foeniculum vulgare) enthaltenen Estragole treffen die hier unter Wirkungen und Nebenwirkungen gemachten Angaben ebenfalls zu.

Phalaris-Arten - Glanzgras

Verschiedene Grasarten enthalten Alkaloide: das Rohr-Glanzgras, das man u.a. in Europa und den USA findet, das italienische Gras Phalaris aquatica (=tuberosa) und das marokkanische Gras Phalaris brachystachys.

Verwendung: Extrakte oder der Preßsaft aus dem Gras werden mit Harmala-Samen oder einem Extrakt daraus eingenommen. Sehr konzentrierte Extrakte können geraucht werden. [Siehe hierzu: Jim DeKorne, *Psychedelischer Neo-Schamanismus*, Abschnitt „Rauchbares DMT aus Pflanzen"].

Wirksame Inhaltsstoffe: DMT (N,N-Dimethyltryptamin) und/oder 5-Meo-DMT (5-methoxy-N,N-dimethyltryptamin) und weitere Tryptamine in stark wechselnder Zusammensetzung und Konzentration, je nach Art, Rasse, Wachstumsphase und Wachstumsbedingungen. Phalaris aquatica soll bis zu 1 % DMT enthalten, dazu 5-MeO-DMT. Phalaris brachystachys enthält angeblich nahezu nur DMT in nennenswerten Mengen, exakte Angaben fehlen auch hier noch. In Phalaris arundinacea dominiert häufig 5-MeO-DMT.

Wirkungen: Geraucht halluzinogen wie DMT / 5-MeO-DMT; extrem schneller Wirkungseintritt, kurze Wirkdauer (10 Minuten). Subjektiv kann die Wirkung länger erlebt werden. Depersonalisation, machtvolle Halluzinationen, Begegnungen mit „Wesen aus anderen Dimensionen".
   Wirkt zusammen mit Harmala-Samen oder einem Extrakt daraus als Ayahuasca-Analog. (siehe dort.) Art und Intensität des Erlebnisses schwanken stark mit der Art und dem prozentualen Anteil der einzelnen Alkaloide.

Nebenwirkungen: Die Nebenwirkungen und Risiken aller Halluzinogene. (siehe Abschnitt „Einnahme von Halluzinogenen"). Übelkeit und Erbrechen, auch ausgesprochen heftig, sind häufige Nebenwirkung speziell der DMT-Harmine-Kombination. Diät während der Einnahme ist notwendig, da es sonst zu sehr unangenehmen bis tödlichen Zwischenfällen kommen kann. Achtung: Phalaris arundinacea tötet weidende Schafe, die besonders empfindlich auf 5-MeO-DMT reagieren. Extreme Vorsicht, besonders bei der Verwendung einer noch nicht bekannten Rasse, wird daher angeraten. Nebenwirkungen bei häufigerer Einnahme von 5-MeO-DMT unbekannt.

Bezugsquellen: Phalaris-arundinacea-Samen: Alraun, otj.

Sonstiges: Es macht wenig Sinn, irgendwelche Phalaris-arundinacea-Sorten zu kaufen und zu pflanzen. Wegen der toxischen Wirkungen auf Weidevieh wurde dieser Grasart der Alkaloidgehalt weggezüchet. Im normalen Gartenfachhandel erhältliche Sorten sind daher häufig nicht psychoaktiv. Selbst Samen bekannter Rassen ergeben oft recht unterschiedlich aktive Pflanzen. Darum sind amerikanische Drogenforscher dazu übergegangen, aktive Rassen in Form ihrer Ableger auszutauschen. In absehbarer Zeit werden sicher Ableger von Pflanzen mit bekannter Potenz und bekannter Zusammensetzung auch in Deutschland zu finden sein. Auch steht zu erwarten, daß in wenigen Jahren konkretere Angaben zu Zusammensetzung und Konzentration vorliegen. Streß (z.b. häufiges Mähen) scheint den Alkaloidgehalt der Pflanzen zu erhöhen. Vermutlich sind die Alkaloide ein Abwehrmechanismus der Pflanze gegen Überweidung. DMT unterliegt dem Betäubungsmittelgesetz. Von der Einnahme von DMT-haltigen Material wird daher abgeraten.

Piper methysticum - Kava-Kava

Die Wurzeln eines Strauchs aus der Südsee. Die Kava-Kava ist dort das traditionelle Rauschmittel.

Wo die, wie allzu häufig, verantwortungslos handelnden Missionare in ihrem Wahn, einen heidnischen Brauch beseitigen zu müssen, den Alkohol eingeführt haben, ist der Kava-Gebrauch teilweise stark zurückgegangen. Dafür sind die entsprechenden gesundheitlichen und sozialen Probleme drastisch angestiegen.

Der Kava-Trank ist heute nur noch auf den Fidschi-Inseln, auf Tonga, und auf den Samoa-Inseln in Gebrauch, In neuester Zeit nimmt der Gebrauch der Kava bei den australischen Ureinwohnern zu; eine erfreuliche Entwicklung, da nur wenige Völker der Erde in einem solchen Maße von der harten Droge Alkohol zerstört wurden, wie die australischen Buschmänner.

Verwendung: Die entrindeten Wurzeln werden zerkleinert, etwa 15-30 Gramm gekaut, der sich in Mengen bildende Speichel mitsamt den zerkauten Wurzelstücken in ein Gefäß mit wenig Wasser gespuckt. Das Ergebnis läßt man einige Zeit stehen, seiht ab und trinkt. In neuerer Zeit wird die Wurzel zermahlen und nur noch mit kaltem Wasser vermischt etwa 24 Stunden stehen gelassen. Dann wird abgeseiht und getrunken. Die stärkste und angenehmste Wirkung tritt beim Kau-und-Spuck-Verfahren ein. Aber auch die nach der zweiten Methode zubereitete Kava ist durchaus noch wirksam, vor allem, wenn die pulverisierte Wurzel mit getrunken wird.

Wirksame Inhaltsstoffe: Kavapyrone, ein komplexes Wirkstoffgemisch, von denen 14 bisher genauer untersucht wurden.

Wirkungen: Kava wirkt in mittleren Dosen euphorisierend, gedankenanregend, entspannend, appetitanregend und aphrodisierend. Besonders bei der gekauten Version stellt sich ein Gefühl glücklicher Zufriedenheit und tiefer Entspannung ein. Kleinere Dosen wirken leicht entspannend und anregend. Extrem hohe Dosen wirken einschläfernd, nur extremste Dosen können einen Kater hervorrufen.

Ich halte die Kava, trotz der etwas unangenehmen Einnahmeform, für die ideale Droge für alle diejenigen, die glauben, ihren Streßsymptomen nicht ohne chemische Hilfe begegnen zu können. Noch besser ist es natürlich, wenn man seinen Streß völlig ohne chemische Hilfe zu verarbeiten lernt.

Insbesondere stellt Kava die bessere Alternative zu den körperlich schädlichen und häufig suchtbildenden Benzodiazepinen (z.b. Valium, Librium, Tranxilium etc.) und anderen chemischen Tranquilizern dar.

Sicher wirkt Kava auch pharmakologisch und sozial weniger schädlich als die oft regelmäßig getrunkenen drei oder mehr Bier, Wein oder Schnaps abends vor dem Fernseher. Während Alkohol häufig Aggressivität freisetzt, wirkt Kava stets und bei jedem ausgleichend und erzeugt eine heitere, friedliche Stimmung.

Die rezeptfrei in Apotheken erhältliche synthetische Reinform des Kavains wirkt nicht annähernd so umfassend, wie der Auszug aus der Wurzel. Aber auch Vollauszüge der Wuzel sind in der Apotheke erhältlich. Leider sind diese of erheblich unterdosiert.

Nebenwirkungen: Der Kava-Trank schmeckt scharf, seifig und hinterläßt für etwa zehn Minuten ein taubes Gefühl im Mund.

Bei Langzeiteinnahme in hoher Dosierung soll es gelegentlich zu schuppiger Haut kommen; einige Autoren führen dies nicht auf die Kava, sondern auf Mangel- und Fehlernährung zurück.

Psychische Abhängigkeit von Kava wird nur sehr selten, körperliche Abhängigkeit bisher nie beobachtet. Beim Absetzen der Kava treten keine Entzugserscheinungen auf. Jahrhundertelanger Gebrauch der Kava in der Südsee zeigte darüberhinaus keine schädlichen Folgen.

Bezugsquellen: Lindig, Alraun, Elixier, auch in Apotheken (gelegentlich gibt es kurzfristige Engpässe bei der Lieferung) und bei MGH und OTJ.

Sonstiges: Im zweiten Teil des Buches finden sich Erfahrungsberichte mit Kava.

Piptadenia peregrina - Cohoba oder Yopo

Piptadenia peregrina ist ein Baum des tropischen Südamerika, der vor allem im Bereich des oberen Orinoko und des Amazonas wächst.

Verwendung: Die Samen werden pulverisiert, mit Pflanzenasche vermischt und das Pulver wird von den Eingeborenen geschnupft bzw. blasen es sich die dort lebenden Indios gegenseitig in die Nasenlöcher.

Wirksame Inhaltsstoffe: DMT und 5-MeO-DMT.

Wirkungen: DMT wirkt halluzinogen und erotisierend. Über die Intensität der Halluzinationen gibt es recht verschiedene Angaben: von einer Verwendung zur Erzeugung von Visionen bis hin zu banalsten Halluzinationen wie „Flammenhuschen" wird berichtet. Wahrscheinlich enthalten die intensiver wirkenden Schnupfpulver noch weitere, stärker DMT-haltige Substanzen.

Nebenwirkungen: Übelkeit und Erbrechen, Kopfschmerzen. Vorsicht ist geboten.

Bezugsquellen: Keine bekannt.

Polygala sibirica - Chodat

Polygala sibirica und Polygala tenuifolia (Yuan-chih) sind traditionelle asiatische Heilpflanzen. Sie kommen in gemäßigten Ländern Asiens (Nord-China, Japan), vor. Verwendet werden die beißend-süß schmeckenden gelb-braunen Wurzeln.

Verwendung: 1 Eßlöffel wird als Tee getrunken oder pulverisiert und mit anderen Kräutern gemischt. Einnahme täglich über mehrere Wochen hinweg. Die Wirksamkeit wurde von Lesern bestätigt.

Wirksame Inhaltsstoffe: Senegin.

Wirkungen: Wird in der taoistischen Medizin verwendet, um das Gedächtnis und die geistigen Fähigkeiten zu verbessern.

Nebenwirkungen: Keine bekannt.

Bezugsquellen: Auf Anfrage bei MGH und bei Kräuterhändlern, die asiatische Heilpflanzen führen.

Psilocybinhaltige Pilze

Wirkungen: Entspannung der Muskulatur und leichte Veränderung des Sehens während der ersten 15-30 Minuten. Darauf folgend Schwindelgefühl, Gedankenflucht, optische und akustische Halluzinationen, Mattigkeit, fantastische Form- und Farbvisionen. Subjektives Gefühl höherer Einsichten. Der Höhepunkt tritt etwa 1 bis 1 1/2 Stunden nach der Einnahme ein. Die gesamte Wirkungsdauer beträgt etwa sechs Stunden.

Nebenwirkungen: Einnahme auf vollen Magen kann zu Übelkeit führen. Einige mexikanische Indianer behaupten, daß der Dauergebrauch über lange Zeit den Alterungsprozeß beschleunigt. Die bekannte Schamanin Maria Sabina, die seit ihrer Kindheit regelmäßig Pilze genommen hat, starb allerdings etwa 90-jährig, ohne daß (andere als altersbedingt normale) Verfallserscheinungen bekanntgeworden wären.

Aus den USA wird ein Todesfall eines sechsjährigen Kindes nach der Einnahme einer größeren Menge von Psilocybe Baeocystis berichtet, der einzige bekanntgewordene Todefall nach Einnahme von psilocybinhaltigen Pilzen. Die Kausalität ist ungeklärt. Wer Kindern halluzinogene Drogen verabreicht oder zugänglich macht, handelt verbrecherisch. Kinder sind nicht in der Lage, die Wirkungen einer halluzinogenen Droge zu steuern und zu verarbeiten.

Sonstiges: Ausführliche Erfahrungen im zweiten Teil. Psilocybin und Psilocin unterliegen dem Betäubungsmittelgesetz. Von der Einnahme psilocybin- oder psilocinhaltigen Materials wird daher abgeraten.

Psilocybe (Stropharia) cubensis - San Isidro

Neben Psilocybe mexikana ein weiterer Pilz Mexikos, der in kultischem Kontext eine wichtige Rolle spielte und spielt. Während der P. mexicana hierzulande kaum zugänglich ist, wurde Psilocybe (oder auch Stropharia) cubensis in den letzten Jahren in den USA und auch in Europa immer bekannter. Er läßt sich von allen psychoaktiven Pilzen am einfachsten (aber nicht unbedingt einfach!) auch in einem relativ spartanisch ausgestatteten Heimlabor züchten. Eine genaue Beschreibung des Verfahrens findet sich in *ZauberPilze*. Allerdings braucht man für die ervolgreiche Zucht einige Übung, man muß sehr sorgfältig arbeiten und darf sich nicht leicht entmutigen lassen.

Verwendung: ca. 2-3 g getrocknete Pilze werden auf leeren Magen gegessen.

Wirksame Inhaltsstoffe: 4-12 mg/g Psilocybin, 1 mg/g Psilocin, 0,0-0,2 mg/g Baeocystin, jeweils in den Trockenpilzen.

Bezugsquellen: Sporen bei Elixier und Alraun, Psilocybe fanaticus und Homestead Books.

Psilocybe cyanescens - Blaufärbender Kahlkopf

Nordamerikanische Art, die sich im Freiland züchten läßt. Auch dieses Verfahren (Natural Outdoor Culture) ist in *ZauberPilze* ausführlich beschrieben.

Verwendung: ca. 1-2 g getrocknete Pilze werden auf leeren Magen gegessen.

Wirksame Inhaltsstoffe: 3,2-16,8 mg/g Psilocybin, 2,0-5,1 mg/g Psilocin, 0,1-0,5 mg/g Baeocystin in Trockenpilzen.

Bezugsquellen: Derzeit keine bekannt, aber gerade bei Sporen gibt es häufig Neuigkeiten. Am besten Bezugsquellenliste anfordern, um aktuelle Informationen zu erhalten.

Psilocybe mexikana - Teonanàcatl

Psilocybe mexikana wurde wegen seiner zeremoniellen Verwendung durch mexikanische Schamanen bekannt. Im alten Mexiko und in Guatemala gebrauchten aztekische und Mayapriester die heiligen Schwämme, um in Visionen den Willen der Götter zu erkunden. Psilocybe mexikana läßt sich, wie auch Psilocybe (Stropharia) cubensis, im Labor züchten. Besonders interessant ist in diesem Zusammenhang die Fähigkeit des Psilocybe mexikana, unter geeigneten Bedingungen Sklerotien auszubilden: dies sind stark psychoaktive, massive unterirdische Fruchtköper. Neben Psilocybe mexikana existieren zahlreiche weitere ausländische Psilocybe-Arten, nicht zuletzt auch die aus Bali und aus Thailand bekanntgewordenen Zauberpilze.

Verwendung: 4-20 frische oder getrocknete Pilze werden auf leeren Magen gegessen.

Bezugsquellen: derzeit keine bekannt.

Psilocybe semilanceata - Spitzkegeliger Kahlkopf

Der mit Abstand wichtigste, häufigste und bekannteste in Deutschland vorkommende psilocybinhaltige Pilz. Gedeiht am besten auf Wiesen, insbesondere auf Pferdeweiden. Neben dem spitzkegeligen Kahlkopf findet man gelegentlich noch den dunkelrandigen Düngerling (Panaeolus subalteatus). Andere einheimische Arten sind wegen ihrer Seltenheit oder der Verwechslungsgefahr wohl nur für Mykologen interessant. Wer Pilze suchen will, sollte sich diese von jemandem zeigen lassen, der sie schon kennt. Wer bereits mit dem Sammeln von Speisepilzen Erfahrungen hat, kann ein Bestimmungsbuch zu Rate ziehen. Leider verschweigen die meisten dieser Bücher die psilocybinhaltigen Arten. Alle für die Bestimmung wesentlichen Angaben findet man in *ZauberPilze*, das darüber hinaus umfassendes Hintergrundwissen vermittelt.

Verwendung: ca. 1-2 g getrocknete Pilze werden auf leeren Magen gegessen.

Wirksame Inhaltsstoffe: 10-11 mg/g Psilocybin, 0,9-3,4 mg/g Baeocystin in Trockenpilzen.

Bezugsquellen: Sporen bisher nicht im Handel erhältlich.

Rauwolfia Serpentina - Schlangenwurz

Schlangenwurz ist ein indischer Strauch. Die Wurzel dieses Strauches wird in Indien schon seit langer Zeit medizinisch genutzt. Mahatma Gandhi trank täglich eine Tasse des Tees. Deutsche Heilpraktiker schätzten die Droge bei hohem Blutdruck und gegen Angst- und Spannungszustände wegen ihrer sicheren Wirkung bei allgemein selten auftretenden Nebenwirkungen. In den siebziger Jahren wurde die Rauwolfia dann der Rezeptpflicht unterstellt; dahinter eine unheilige Allianz aus ärztlichen Standesvertretern, Pharmakonzernen und dem Bundesgesundheitsamt zu vermuten, ist wohl nicht allzu wirklichkeitsfremd. Da Ärzte dieses Mittel höchst selten verordnen, wurde den Patienten auf diese Weise ein effektives und vergleichsweise wenig schädliches Medikament genommen. Indien, ein Land der dritten Welt, büßte an Exportmenge ein, die Umsätze der Pharmamultis stiegen.

Verwendung: 50-150 mg der Wurzel wird gekaut und geschluckt. Es kann auch ein Tee aus der Wurzel bereitet werden.

Wirksame Inhaltsstoffe: Reserpin, Yohimbin, Serpentin.

Wirkungen: Senkt den Blutdruck, wirkt beruhigend und stimmungsaufhellend. Die Wirkungen treten verzögert auf und dauern mehrere Tage. Wird von indischen Heiligen zur Förderung der Meditation eingesetzt. Setzt die Aggressivität von Tieren und von Geisteskranken herab.

Nebenwirkungen: Bei zu hoher Dosierung sind Verstopfung der Nase, Durchfall, und Kreislaufstörungen möglich, bei langdauerndem Gebrauch können Depressionen ausgelöst werden.

Bezugsquellen: Sie können sich die Droge von ihrem Arzt verschreiben lassen. Wer sich, z.b. im Urlaub, in den USA aufhält, kann die Schlangenwurz z.b. bei MGH oder anderen Kräuterhändlern kaufen.

Salvia divinorum - Pipilzintzintli, Ska Maria Pastora

Eine Salbei-Art mit charakteristischem, dicken vierkantigen Stengel, an dessen Kanten sich oft ein dünner Blattsaum entlangzieht. Die Pflanze kommt nur in Süd-Mexico und auch dort extrem selten vor. Sie galt als Zuchtform mit unbekannter Wildform. In neuerer Zeit wird dies gelegentlich bezweifelt.

Verwendung: Die getrockneten Blätter können geraucht werden, die wirksame Dosis liegt zwischen 0,25 und 2 Gramm. Schnelles Rauchen ohne große Pausen ist wichtig.

Alternativ können etwa 8-24 frische Blätter zusammengerollt und in den Mund genommen werden. Man beißt dann zwei-, dreimal auf diesen „Zigarren" herum und saugt den extrem bitteren Saft aus. Diesen behält man mehrere Minuten im Mund und wiederholt die Prozedur, bis die Blätter keinen Saft mehr enthalten. Das in der Literatur beschriebene Verfahren, die Blätter zu zerquetschen und mit Wasser gemischt zu trinken, funktioniert nicht. Salvinorin wird oral ausschließlich über die Mundschleimhaut und nicht über die Verdauungstrakt aufgenommen. Reines Salvinorin kann geraucht werden; wegen der extrem kleinen Mengen (die wirksame Dosis liegt bei 0,2 bis 0,6 Milligramm) ist dies ein recht unsicheres Verfahren, bei dem es leicht zu wirkungsloser Unterdosierung oder zu Überdosierungen mit Kontrollverlust kommt.

Wirksame Inhaltsstoffe: Salvinorin A, ein Diterpen – kein Alkaloid! Salvinorin B wurde ebenfalls entdeckt, aber noch nicht auf Psychoaktivität bei Menschen überprüft. Der Gehalt an Salvinorin A liegt bei 1,5 g/kg getrockneter Blätter. Salvinorin A ist damit nicht nur das einzige bisher bekanntgewordene psychoaktive Diterpen, sondern auch die bisher wirksamste natürliche halluzinogene Substanz, bezogen auf die Dosis. Salvinorin A ist recht stabil, in getrockneten Blättern hält es sich Jahre.

Wirkungen: Salvia divinorum wirkt halluzinogen, jedoch in einer Weise, die sich deutlich von den Wirkungen bisher bekannter psychoaktiver Substanzen abhebt. Sie ist nicht mit den Wirkungen von LSD, Mescalin oder Psilocybin vergleichbar. Die wichtigsten Punkte:

- Die Wirkung setzt nach etwa zehn Minuten rapide innerhalb von ein bis zwei Minuten ein und hält etwa eine Stunde an, beim Rauchen etwa eine halbe Stunde lang.

- Ein häufiger Inhalt bei höheren Dosen ist der Eindruck, sich in ein Objekt zu verwandeln.

- Es gab in keinem Fall Tendenzen zu Dauergebrauch oder häufigen Gebrauch. Im Gegenteil machten auch Personen mit freiem Zugang zu Blättern dieser Pflanze nur selten von ihr Gebrauch.

- Die Droge ist gut kontrollierbar, die Erfahrung läßt sich, wenn nötig, problemlos unterbrechen. Augen öffnen und ein wenig Konzentration genügt.

- Wenn die Droge exakt wie beschrieben eingenommen wird, wirkt sie zuverlässig bei mindestens 80% aller Versuchspersonen. Der Rest zeigt sich gegen die Wirkung fast oder vollständig immun oder benötigt mehrere, manchmal bis zu zehn Versuche, bis die Wirkung gespürt wird.

Nebenwirkungen: Keine Nebenwirkung der Droge bekannt. Überdosierung ist nur beim Rauchen reinen Salvinorins möglich. In solchen Fällen kann es zu vorübergehendem Kontrollverlust kommen. Versuchspersonen stehen auf, gehen herum, sind sich aber dessen nicht bewußt und fallen z.B. über herumliegende Gegenstände. Ein anwesender Aufpasser kann dies problemlos unter Kontrolle bekommen. Dieser Zustand hält nicht lange an. Agressive Handlungen wurden in keinem Fall beobachtet.

Auch bei forcierten Versuchen gelang es nicht, diesen Kontrollverlust durch das Kauen von Blättern oder das Rauchen von Blättern zu provozieren, so daß diese beiden Methoden als sicher gelten können. Auch mit einem Extrakt (über die Mundschleimhaut resorbiert) läßt sich keine Überdosis aufnehmen. Vermutlich puffert die Schleimhaut erstmal das Salvinorin und gibt es langsam und gleichmäßig an den Blutstrom ab.

Aus mehr als dreißig Selbstversuchen und mindestens fünfzig weiteren Versuchen anderer Personen, über deren Ablauf ich informiert war, oder bei denen ich anwesend war, und aus den Erfahrungen von Daniel J. Siebert sind mir keine wesentlichen Nebenwirkungen und keine Nachwirkungen bekannt geworden (mit Ausnahme des Kontrollverlusts bei Überdosen von gerauchtem reinen Salvinorin A). Die Mazateken, die die Pflanze auch als Heilpflanze verwenden, halten sie für sicher. All dies schließt natürlich mögliche Spätfolgen wie z.b. Leber- oder Nierenschäden oder auch Cancerogenität nicht aus, wenn ich sie auch nicht für wahrscheinlich halte. Es wurden bis heute keine Studien zur Toxizität von Salvia durchgeführt. Leichte Zustände von Unwohlsein (ruhelose Beine, Engegefühl im Brustraum, o.ä.) kommt besonders am Anfang gelegentlich vor, geht aber schnell vorbei. In 5% der Fälle konnten starke Schweißausbrüche beobachtet werden.

Bezugsquellen: Die lebende Pflanze ist (in begrenzter Stückzahl) beim Autor erhältlich.

Sonstiges: Erfahrungen mit Salvia divinorum finden Sie im zweiten Teil. Salvia ist das einzige mir derzeit bekannte Halluzinogen mit nahezu zuverlässiger Wirkung, das keine offensichtlichen schwerwiegenden oder unangenehmen Nebenwirkungen aufweist und trotzdem vollständig legal ist.

Der Autor arbeitet an einer kleinen Monographie über Salvia divinorum.

Sassafras officinale - Nelkenzimtbaum

Der Sassafras-Baum ist ein Baum mit bläulichen Blättern, der in den Wäldern im Nordosten der USA wächst.

Verwendung: Verwendet werden die Rinde der Wurzel und das Holz. Zubereitung als Tee; 30 Gramm auf einen halben Liter Wasser. Das Öl kann mit Alkohol extrahiert oder abdestilliert werden. Safrol ist nicht wasserlöslich. Anfangsdosis 200 mg des getrockneten Öls.

Wirksame Inhaltsstoffe: Safrol, ein Wirkstoff, der auch in der Muskatnuß und in der Petersilie vorkommt. Aus Safrol lassen sich MDA und MDMA herstellen, zwei dem BtMG unterstehende Substanzen. Im Körper wird Safrol möglicherweise in diese und/oder ähnliche Verbindungen umgewandelt.

Wirkungen: Große Dosen Tee wirken anregend und schweißtreibend. Safrol wirkt anregend und halluzinogen; in größeren Dosen regt es den Geschlechtstrieb an, in kleineren Dosen ruft es Euphorie hervor.

70

Nebenwirkungen: Safrol ist stark leberschädigend. Wiederholten Gebrauch vermeiden. Im Laborversuch wirkt Safrol krebsauslösend auf Ratten. Übermässige Dosen können Erbrechen, Schock, Sprachstörungen und Tod durch zentrale Atemlähmung verursachen. Der mäßige Gebrauch als Tee ist unschädlich.

Bezugsquellen: Getrocknete Wurzeln durch Kräuterhändler, Alraun, Elixier und bei MGH, junge Bäume durch RCS.

Sophora secundiflora - Schnurbaum

Verwendet wurde die rote Bohne eines immergrünen Strauchs aus Mexico und Texas. Die Bohnen wurden, wie auch die Bohnen einer anderen Gruppe giftiger Pflanzen (Erythrina, siehe dort), als Colorines bezeichnet. Auch die Bezeichnung „mescal beans" kommt vor.

Verwendung: Eine Bohne oder weniger wird über dem Feuer geröstet bis sie gelb wird, fein gemahlen, gekaut und geschluckt.

Wirksame Inhaltsstoffe: Cytisin.

Wirkungen: Erbrechen, Vergiftungsgefühl, extreme Schläfrigkeit, Halluzinationen, sexuelle Erregung.

Nebenwirkungen: Extrem giftig. Vom Gebrauch wird dringendst abgeraten. Auch die Indianer die sie einst benutzten, verwenden anstatt dessen bei ihren Ritualen inzwischen den mescalinhaltigen Peyote-Kaktus.

Bezugsquellen: Samen bei RCS.

Strychnos nux vomica - Brechnuß

Die Brechnuß ist ein Strauch, der in Südostasien und in Australien wächst.

Verwendung: 1-5 mg des reinen Strychnins, maximale Tagesdosis 10 mg.

Wirksame Inhaltsstoffe: Strychnin.

Wirkungen: In kleinen Dosen wirkt Strychnin als Anregungsmittel; es verbessert die Sinnesleistungen, vor allem den Gesichtssinn und das Farbsehen.

Nebenwirkungen: Strychnin ist extrem giftig. Es sollte daher nur in standardisierter Form, auf keinen Fall aber in Form natürlicher Pflanzenteile eingenommen werden. Bei Überdosierung droht Tod durch Atemlähmung.

Bezugsquellen: Strychnin darf nur von Apotheken auf ärztliches Rezept abgegeben werden.

Sonstiges: Die Verschreibung von Strychnin als Anregungsmittel war früher nicht selten, ist aber aus der Mode gekommen.

Tabernanthe iboga - Iboga

Tropischer afrikanischer Strauch aus der Familie der Hundsgiftgewächse mit glänzenden Blättern und kleinen, weißrosa Blüten.

Verwendung: Verwendet wird ein Aufguß aus der Wurzelrinde.

Wirksame Inhaltsstoffe: Ibogain, Tabernanthin, Ibogamamin, Voacangin u.a.

Wirkungen: Stimulierend, aphrodisierend und halluzinogen. Die Wurzel wird in kleineren Dosen von den westafrikanischen Eingeborenen als Stimulans verwendet, um Stammesfeste und -tänze und anstrengende Jagdzüge länger durchstehen zu können oder den Liebesgenuß zu erhöhen. In hohen Dosen findet die Wurzel bei einem - nur einmal im Leben durchgeführten - Initiationsritual Verwendung.

Nebenwirkungen: In niedriger Dosis, zur Anregung, kaum Nebenwirkungen. In hohen, halluzinogenen Dosierungen Krämpfe und Lähmungserscheinungen. Bei Überdosierung kann es zum Tod durch Atemlähmung kommen. Vom Gebrauch in höheren Dosen wird abgeraten.

Bezugsquellen: derzeit keine bekannt.

Sonstiges: Ibogain machte von sich reden, da es in neuerer Zeit als Medikament bei Opiatabhängigkeit vorgeschlagen wurde. Näheres dazu im Teil zwei des Buches.

Theobroma Cacao - Kakao

Die Kakaopflanze ist ein Baum, der im tropischen Amerika von Mexico bis Chile heimisch ist, heute aber auch in Asien und Afrika angebaut wird.

Verwendung: Die Samen werden fermentiert, geröstet, entfettet und gemahlen.

Wirksame Inhaltsstoffe: Theobromin, ein chemischer Verwandter des Koffeins.

Wirkungen: In unserer westlichen Konsumform mit Milch und Zucker schwach anregend. Der Kakao wurde ursprünglich in Mexico zur Zeit der Azteken nach völlig anderem Rezept zubereitet, so z.B. zusammen mit Chili-Pfeffer. In dieser Form soll er aphrodisierende Wirkungen gehabt haben. Elixier bietet eine Kakao-Mischung nach traditionellem aztekischen Rezept an. Wer eine Vorstellung vom ursprünglichen Kakao-Getränk bekommen möchte, der kann einmal folgendes Rezept probieren:

250 ml Wasser
5 oder mehr gehäufte Teel. Kakaopulver
1 - 2 Teel. Zimt
1 - 2 Messerspitzen Kardamon
1 Messerspitze Nelke
das Innere einer halben Vanilleschote
je nach Geschmack kein bis viel roter Chilipfeffer
Zucker, besser Honig, nach Geschmack (4 - 6 Teel.)
fünf Minuten kochen lassen; Vorsicht, kocht leicht über. Das Getränk macht mich auf der Stelle wohlig locker entspannt. Nur reines Kakao-Pulver guter Qualität (ca. 4 DM /250 g) nehmen. Das Billige taugt nichts. Keine Kakaozubereitung wie Kaba oder so verwenden; da ist zuwenig Kakao und zuviel Zucker drin.

Nebenwirkungen: In normaler Dosierung keine bekannt.

Bezugsquellen: Im Lebensmittelhandel, in Dritte-Welt-Läden, bei Lindig, exotische Kakaozubereitung bei Elixier und OTJ.

Trichocereus pachanoi - San Pedro

Trichocereus-Arten sind schnellwüchsig, leicht erhältlich, werden häufig als Propf-Unterlage verwendet und lassen sich leicht aus Samen ziehen.

Verwendung: Ein Stück von etwa 7,5 cm Durchmesser und 15 - 27 cm Länge wird abgeschnitten, geschält und gegessen. Das, was der Schale innen anhaftet, wird abgekratzt und mitgegessen, da es stark wirkstoffhaltig ist. Genauer ist es, vom Trockengewicht auszugehen: 100 Gramm entsprechen einer 300 mg-Dosis Mescalin bei durchschnittlichem Wirkstoffhalt, der von in Deutschland erhältlichen Kakteen oft nicht erreicht wird.

Wirksame Inhaltsstoffe: Meskalin und geringere Mengen von Nebenalkaloiden. Die Wirkstoffangaben in der Literatur schwanken stark; angegeben werden 0,1 Prozent Meskalin, bezogen auf das Frischgewicht bis 0,3 Prozent bezogen auf den getrockneten Kaktus. Die normale Konsumdosis beträgt bei Meskalin 0,1 bis 0,5 Gramm. Kakteen aus dem deutschen Handel schwanken sehr stark im Wirkstoffgehalt. Sogar Pflanzen aus der gleichen Gärtnerei, zu verschiedenen Zeiten bezogen, wiesen extreme Unterschiede auf: von deutlich wirksam bis fast unwirksam.

Wirkungen: siehe unter Lophophora williamsii.

Nebenwirkungen: Einigen Personen wird von Meskalin übel. Es wird empfohlen, mescalinhaltige Substanzen langsam, über einen Zeitraum von 45 Minuten verteilt, einzunehmen. Ab mehr als etwa 1,5 Gramm Meskalin wird vor Leberschäden und dem Tod durch Atemlähmung gewarnt.

Bezugsquellen: Kaktus-Gärtnereien, Elixier. San Pedro ist häufiger zu finden als der „klassische" Mescalin-Kaktus Anhalonium lewinii oder Lophophora williamsii. Samen aller möglichen Kakteenarten gibt es bei OTJ.

Sonstiges: Meskalin unterliegt dem Betäubungsmittelgesetz. Von der Einnahme von meskalinhaltigem Material wird daher abgeraten. Mescalinhaltige Kakteen unterliegen nicht dem BtMG. Der Handel mit diesen, auch mit deren Samen aus botanischem Interesse ist zulässig. Das Ernten, das Trocknen, die Herstellung von Auszügen aus mescalinhaltigen Kakteen können rechtlich als strafbare Gewinnung von Betäubungsmitteln gewertet werden. Ausführlichere Angaben zur Mescalin-Wirkung und zu den Halluzinogenen im allgemeinen finden Sie in den entsprechenden Abschnitten im zweiten Teil des Buches. Gelegentlich wird behauptet, San Pedro (oder andere Kakteen) enthielten Strychnin. Dies ist falsch.

Turbina corymbosa - Ololiuhqui

Ein weißblütiges und seltenes Windengewächs, das man in den Bergen Südmexicos finden kann. Der Ololiuhqui ist eine traditionelle Droge der mexikanischen Indianer, und bereits die frühen spanischen Eroberer berichten von seinem Gebrauch als okkulte Droge, mit deren Hilfe sich die aztekischen Priester Visionen verschafften. Der Begriff Ololiuhqui wird gelegentlich auch auf Ipomea-Arten angewandt.

Verwendung: 50 - 500 Samen werden gut gemahlen, in einer Tasse Wasser eingeweicht und anschließend geschluckt. Die Indios bereiten sich gelegentlich auch einen Tee aus den Blättern.

Wirksame Inhaltsstoffe: Vor allem D-Lyserg-Säure-Amid (LSA), eine dem LSD sehr nahe verwandte Substanz und mehrere Nebenalkaloide.

Wirkungen: Rauschzustand von etwa 6 Stunden Dauer gefolgt von entspanntem Gefühl. Während der ersten Stunde kann Übelkeit auftreten. Meist kommt es recht schnell zu einem schläfrigen Zustand, in dem der Berauschte oft beeinflußbar ist; es treten Halluzinationen auf. Diese sind deutlich schwächer als die von LSD verursachten. Der Inhalt des im Rausch Gesehenen hängt stark von der Erwartungshaltung des Berauschten und der evtl. Steuerung des Rauschs durch eine andere Person ab. In indianischen Zeremonien werden Ololiuhqui-Berauschte von den Schamanen durch den Rausch geführt, treten in Kontakt mit Geistern und Dämonen und finden so Antworten auf ihre Fragen. Selten scheinen einzelne Personen nicht auf Ololiuhqui anzusprechen; diese berichten dann nur von einer leichten Euphorie.

Nebenwirkungen: Menschen mit Lebererkrankungen und schwangere Frauen sollten kein LSA einnehmen. Daneben können die im Abschnitt „Halluzinogene" beschriebenen Nebenwirkungen auftreten.

Bezugsquellen: Samen bei Elixier und OTJ.

Sonstiges: Die unter Ipomea und Argyrea im zweiten Teil beschriebenen Wirkungen treffen auch hier zu, da es sich im wesentlichen um die gleichen Inhaltsstoffe handelt.

Turnera diffusa - Damiana

Ein Strauch mit duftenden Blättern, der im tropischen Amerika, in Texas und in Kalifornien wächst.

Verwendung: 2 Eßlöffel der Blätter läßt man in einem halben Liter Wasser aufkochen und anschließend ca. 5 Minuten ziehen. Der Tee wird getrunken. Zusätzlich kann eine Pfeife voll getrockneter Blätter geraucht werden. Auch alkoholische Auszüge werden gerne verwendet.

Wirksame Inhaltsstoffe: Unbekannter Wirkstoff im öligen Anteil der Pflanze.

Wirkungen: Milde aphrodisierende und euphorisierende Wirkung von etwa 1 bis 1,5 Stunden Dauer. Der regelmäßige, aber mäßige Gebrauch soll eine stärkende Wirkung auf die Sexualorgane haben. Besonders die euphorisierende Wirkung wird nicht von allen Menschen gleich stark empfunden. Manche an Marihuana gewöhnte Personen zeigen sich von der Damiana-Wirkung wenig beeindruckt. Ich empfand bei Versuchen sowohl den Tee als auch das gerauchte Kraut als angenehm, wenn auch nicht als starkwirkend. In der Pfeife geraucht gibt Damiana einen angenehmen, weniger schädlichen Tabakersatz ab, der darüberhinaus noch billiger ist, da der Finanzminister nicht mitraucht. Die aphrodisierende Wirkung kann ich durchaus bestätigen.

Nebenwirkungen: Der langdauernde Gebrauch übergroßer Mengen steht im Verdacht, leberschädigend zu sein.

Bezugsquellen: Alraun, Elixier. Auch einige Kräuterhändler haben Damiana im Angebot.

Vaccinium uliginosum - Trunkelbeere

Der Heidelbeere ähnliche Pflanze, jedoch mit fade schmeckenden Früchten. Kommt in Mooren vor, wird aber wegen der Zerstörung seiner natürlichen Lebensräume immer seltener.

Verwendung: Die Beeren wurden alleine oder zusammen mit Fliegenpilzen gegessen.

Wirksame Inhaltsstoffe: unbekannt. Es gibt Theorien, nachdem das wirksame Prinzip nicht in der Pflanze selbst zu finden ist, sondern in einem kleinen Pilz, der gelegentlich auf den Blättern wächst. Dies würde auch die nur unzuverlässig auftretende Wirkung erklären.

Wirkungen: Schwindel, rauschartige Zustände.

Nebenwirkungen: Unbekannt, von der Verwendung wird deshalb, aber auch aus Gründen des Naturschutzes, abgeraten.

Bezugsquellen: keine bekannt.

Valeriana officinalis - Baldrian

Der in Deutschland und Italien vorkommende Baldrian aus der Familie der Valerianaceae dürfte unsere bekannteste einheimische Pflanze mit beruhigender Wirkung sein.

Verwendung: Verwendet werden die Wurzeln.

Wirksame Inhaltsstoffe: Chatinin, Valerin.

Wirkungen: Baldrian senkt die Nervenerregbarkeit und wirkt dämpfend auf das Zentralnervensystem und dadurch beruhigend und schlaffördernd. Von Personen, die an die Wirkung stärkerer sedierender Mittel gewöhnt sind, (Alkoholabhängige, Tranquilizer-Abhängige) kann die Baldrianwirkung häufig nicht mehr wahrgenommen werden. Zwei Teelöffel der Wurzel werden mit kaltem Wasser angesetzt und man läßt das Ganze mehrere Stunden ziehen. Der Tee und vor allem die Tinktur sind weniger wirksam als der Kaltwasserauszug.

Nebenwirkungen: Keine Nebenwirkungen bekannt. Baldrianabhängigkeit kommt extrem selten vor.

Bezugsquellen: Apotheken, Drogerien, Lindig, Samen bei Bornträger, die Pflanzen in jedem Gartencenter.

Sonstiges: Aus einer Zuschrift: „Zur Zeit experimentieren einige Freunde mit einer Kava-Baldrian Mischung (1:1 als Tee 20 Minuten ziehen lassen), die nicht nur schöne Träume, sondern auch ein unerwartetes Maß an Entspannung verschafft."

Virola Carophylla - Epena

Ein Baum, der in den Regenwäldern Kolumbiens und Brasiliens wächst.

Verwendung: Das rote Harz wird von der Innenseite der Rinde abgekratzt oder die Rinde wird ausgekocht, das Harz wird getrocknet, pulverisiert, mit Asche vermischt und geschnupft.

Wirksame Inhaltsstoffe: DMT.

Wirkungen: Starkes Halluzinogen mit Sofortwirkung. Der Höhepunkt dauert etwa 30 Minuten. Farb- und Größenveränderungen, Benommenheit. Die Indianer berichten von übersinnlichen Erfahrungen.

Nachwirkungen: Besonders anfangs möglicherweise Übelkeit, Erbrechen und Kopfschmerzen. Nachher angenehme Stimulation, heiteres Gefühl, das noch Stunden anhält.

Bezugsquellen: Keine bekannt.

Sonstiges: Ein Bericht über die kombinierte DMT-Harmalin Wirkung findet sich im zweiten Teil. Dort findet sich auch ein Abschnitt über Halluzinogene.

Sonstiges: DMT unterliegt dem BtMG. Dies gilt nicht für DMT enthaltende lebende Pflanzen.

Voacanga africana

Tropischer afrikanischer Baum aus der Familie der Hundsgiftgewächse mit glänzenden Blättern und stark duftenden Blüten.

Verwendung: Verwendet werden die Rinde und die Samen.

Wirksame Inhaltsstoffe: Ibogain-verwandte Alkaloide.

Wirkungen: Stimulierend, halluzinogen. Die Rinde wird in kleineren Dosen von den westafrikanischen Eingeborenen als Stimulans verwendet, um Stammesfeste und -tänze und anstrengende Jagdzüge länger durchstehen zu können. Die Samen werden von Schamanen verwendet, um visionäre Erfahrungen hervorzurufen.

Nebenwirkungen: In niedriger Dosis, zur Anregung, kaum Nebenwirkungen. In hohen, halluzinogenen Dosierungen Erbrechen und Krämpfe. Bei Überdosierung kann es zum Tod durch Atemlähmung kommen. Vom Gebrauch in höheren Dosen wird abgeraten.

Bezugsquellen: Samen bei OTJ und Elixier.

Withania somnifera - Kuthmithi, Ashvaganda

Ein Strauch, der auf Lichtungen Süd-Afrikas, des tropischen Afrikas und Indiens wächst. Die Withania ist eine der wichtigsten Pflanzen der ayurvedischen Medizin Indiens, wo die Wurzel als beruhigendes Narkotikum und als Tonikum verwendet wird.

Verwendung: Die Rinde der Wurzel wird gekocht, um einen Tee zu erhalten.

Wirksame Inhaltsstoffe: Somniferin, Withaferin.

Wirkungen: Beruhigend, einschläfernd, tonisierend.

Nebenwirkungen: Keine unerwünschten Effekte. Wird in Nord-Afrika und Indien sogar Kindern verabreicht, ohne daß Schäden bekannt wurden.

Bezugsquellen: Stecklinge auf Anfrage bei RCS; Samen bei Alraun, Bornträger und OTJ.

Nicht psychoaktive Pflanzen

Bei den folgenden drei Pflanzen haben intensive Versuche keine Psychoaktivität erbracht, obwohl diese immer wieder behauptet wird:

Panaeolus sphinctrinus - Glockendüngerling

Galt aufgrund älterer chemischer Untersuchungen als psilocybinhaltig. Dies ist heute sowohl chemisch (vgl. *ZauberPilze*, S. 41), als auch experimentell eindeutig wiederlegt; zahlreiche Leser schrieben, daß sie größere Mengen dieses Pilzes gegessen hätten, ohne daß irgend eine Wirkung aufgetreten wäre. Dies gilt ebenso für den Heudüngerling.

Coleus blumei - Buntnessel

Die Buntnessel findet man in jedem Fachbuch über Rauschdrogen. Auf der anderen Seite haben nach Erscheinen der ersten Auflage sowohl ich selber, als auch eine größere Zahl mir bekannter Personen Versuche mit dieser Pflanze unternommen, teils auch mit wirklich großen Mengen der Blätter. In keinem Fall kam es zu irgend einer Wirkung. Im wesentlichen gibt es zwei Möglichkeiten der Erklärung: irgend eine der etwa 150 Buntnessel-Sorten ist psychoaktiv, aber die scheint es in Deutschland nicht zu geben.

Oder die Information ist schlicht falsch. Dafür spricht eine Mitteilung des Ethnopharmakologen Daniel J. Siebert. Er war selbst im Gebiet der Mazateken und schrieb mir, daß dort nur ein einziger Indianer behauptet, die Buntnessel wäre psychoaktiv. Die anderen Indios verneinen dies.

Musa - Banane

Das älteste, nicht auszurottende Szenegerücht: „Bananenschalen törnen. Man muß nur das Innere der Schalen abkratzen, trocknen (rösten, etc.) und dann rauchen." Angeblich wurde diese Legende in den späten sechziger Jahren von einer Gruppe amerikanischer Hippies gestreut, um das Cannabis-Verbot ad absurdum zu führen. Bananenschalen sind auf keine Weise genommen psychoaktiv.

Bezugsadressen und Auslandsbestellung

Die meisten der hier aufgeführten Firmen gehen davon aus, daß ihre Produkte von Pflanzenliebhabern bestellt werden. Andeutungen oder Anfragen zu anderen als botanischen Themen sollten daher unterlassen werden. Psychoaktive Pflanzen ist ein Themenfeld im Umbruch; daher gibt es immer wieder neue Firmen, die eröffnen und alte, die schließen. Viele Gärtnereien führen auch nur, zwischen hunderten nicht psychoaktiver Arten, die eine oder andere im Buch besprochene Art. Solche Gärtnereien auch aufzuführen, hat der Platz nicht gereicht. Diese finden Sie in der Liste weiterer Bezugsquellen.

Alraun Kräuterversand, Postfach 1322, 65503 Idstein, 06126/55575
Alraun Bücherversand, Weiherwiese 16, 65510 Idstein, 06126/71917
Hat die bestsortierte Bücherliste, die ich jemals zu Ethnobotanik, Heil- und Hexenkräuter und verwandten Themen gesehen habe. Bietet diverse Kräuter und Samen an. Die früher gelegentlich aufgetretenen längeren Liefer- und Anwortzeiten sollen nach einer Reorganisation nun nicht mehr auftreten.

Elixier, Kollwitzstr. 54, 10405 Berlin, Tel./Fax: 030 - 4426057
Ladengeschäft und seit kurzem auch Versand. Bücher, Trünke, Rauch- und Räuchermischungen, Ansätze für Schnäpse und Liköre. Fachkundige, freundliche Leute. Viele interessante Kräuter und Samen. Sporen von Stropharia cubensis.

KAWUMM Versand, Deutschherrnpfad 14-20, 66117 Saarbrücken, Tel. 0681-54042.
Kompetenter, schneller und freundlicher Service. Bietet holländische Cannabissamen der Firmen Sensi (m.E. die beste Qualität) und Positronix, außerdem Guarana-Produkte an.

Global Import-Export. Postfach 1661, 21306 Lüneburg.
Samen vieler Cannabissorten.

Bornträger, 67591 Offstein.
Deutscher Samenversandhändler mit Schwerpunkt auf Kräutern und Wildpflanzen. Liefert schnell, pünktlich und zuverlässig insbesondere auch inzwischen selten gewordene Arten, wie z.B. Bilsenkraut. Auch eine Fundgrube für an Heilpflanzen Interessierte. Führt leider nur wenige exotische Sorten; aber Ipomea hat er.

Lindig Kräuter-Paradies Helvetia, Blumenstraße 15, 80331 München.
Alteingesessenes Kräuterhaus mit großer Auswahl an Kräutern und Gewürzen. Führt Kava-Kava, Passionsblume, Hopfen, Baldrian, Muskatnuß, Cola-Nußpulver und die guten Cacao-Schalen plus ca. 500 weitere Kräuter und Gewürze.

OTJ: .. of the jungle, Box 1801, Sebastopol, California 95473, USA. Kein Telephon.

Schnell, zuverlässig, preiswert, freundlich. Liefert eine Unzahl exotische Pflanzenarten, absolute Raritäten, Kakteensamen und botanische Produkte. Der liebevoll gemachte Katalog umfasst 24 engbedruckte Seiten, kostet zwei Dollar und ist das Geld mehr als wert. Achtung: ..otj liefert leider in keinem Fall lebende Pflanzen ins Ausland. Hier hilft nur ein USA-Urlaub oder ein Freund in Amerika. Über Computernetzwerke lassen sich, wenn man sich richtig anstellt, ganz gut hilfreiche Verbindungen herstellen.

Wildflowers of Heaven, P.O. Box 1989, Ranchos de Taos, NM 87557, USA.
Argyreia nervosa, Kakteen und andere Samen. Katalog 1$.

J.L.Hudson, Seedsman. P.O. Box 1058, Redwood City, California, 94064 USA. Kein Telephon.
Fast 100-seitiger Katalog, 2 Dollar. Viele ethnobotanisch interessante Samensorten, darüber hinaus alte Kultursorten von Kräutern und Gemüsen aus der ganzen Welt.

Horus botanicals, HCR 82 Box 29, Salem, Ark 72576, USA
Viele Samen psychoaktiver Pflanzen und alter Kultursorten. Mit den Samen von Horus hab ich recht gute Erfahrungen gemacht.

RCS: Redwood City Seed Co., P.O. Box 361, Redwood City, California 94064, USA.
Hat weniger psychoaktive Pflanzen im Angebot als otj, bietet aber darüber hinaus ein interessantes Spektrum an alten Kultursorten von exotischen Gemüse- und Gewürzpflanzen an. RCS antwortet noch schneller als OTJ, ist ebenfalls freundlich und zuverlässig, faire Preise. Der ebenfalls recht schöne, knapp dreißig-seitige Katalog kostet einen Dollar.

MGH: Magic Garden Herb Co., P.O. Box 332, Fairfax, Ca. 94930, USA.
Der Schwerpunkt von MGH liegt bei Kräutern aller Art. Auch etwas ausgefallene Sachen, wie Yohimbe-Rinde oder Damiana-Blätter können bei MGH bezogen werden. Auch MGH sind schnell und zuverlässig, faire Preise.

Psilocybe Fanaticus, 1202 E. Pike St. #783, Seattle, WA 98122, USA.
Haben eine interessante Abwandlung des klassischen Pilzzuchtverfahrens entwickelt, bei dem es seltener zu Problemen mit Kontamination kommt. Verkaufen Psilocybe-cubensis-Sporen.

Homestead Books, P.O. Box 31608, Seattle, WA 98103, USA
Pilzzuchtbücher, Psilocybe-cubensis-Sporen.

Fungi Perfecti, P.O.Box 7634 Olympia, WA 98507 USA
80-Seitiger Katalog 3 Dollar. Keine Sporen psychoaktiver Arten. Dafür Bücher und Ausrüstung für den Pilzzüchter eßbarer Pilze von kleinsten Hobby-Sets bis hin zum Bau professioneller Anlagen. Pilzlaborkurse.

Weitere Adressen

Ich bemühe mich ständig, weitere deutsche und ausländische Bezugsquellen für in diesem Buch aufgeführte lebende Pflanzen, Samen, Literatur, usw. zu finden. Eine aktuelle Liste sowie Informationen über die Zeitschrift „Entheogene" können Sie in der Zeit vom 1.September 1995 bis zum 31. 12. 1997 bei mir anfordern. Senden sie dazu einfach einen an sich selbst adressierten, mit 2 DM Briefporto frankierten Standardbriefumschlag an folgende Adresse: Bert Marco Schuldes, Hauptstraße 70, 99759 Rehungen.

Ausland: Bestellung, Zahlung, Zoll

Eine der häufigsten Fragen, die mir gestellt wurde, bezog sich auf das Bestellen von Samen oder Kräutern in Amerika. Daher fasse ich hier die wichtigsten Punkte zusammen.

Die aufgeführten Firmen sind, wenn nichts anderes vermerkt ist, in der Regel zuverlässig. Das gilt leider nicht für die amerikanische Post. Schickt man Bargeld, z.b. für eine Kataloganforderung, sollte man dieses so kaschieren (z.b. durch Packpapier), daß es von außen weder sicht- noch fühlbar ist. Dollarnoten haben alle die gleiche Größe; für den US-Postboten fühlt sich eine Ein-Dollar-Note genauso wie eine Hundert-Dollar-Note an.

Kleine Summen schicke ich im einfachen Brief; ist ein Preis für den Katalog angegeben, so lege ich 2 Dollar extra für Porto dazu und bitte um Luftpost-Versand. Beträge bis 100 DM sende ich per Einschreiben, größere per Einschreiben mit Rückschein (kostet DM 7,00 zusätzlich zum Brief), große Summen per Auslandspostanweisung. (Kostet 30 DM!) Euroschecks werden meist nicht akzeptiert. Luftpost nicht vergessen, sonst wartet Ihr Monate.

Zoll: Wir reden hier von kleinen Mengen Samen oder Kräutern für den privaten Bedarf. Ich habe mir mal den Spaß gemacht und versucht herauszufinden, was der offizielle Weg wäre. Niemand im Zollamt wußte auch nur annähernd, welche Papiere mitmüssen. Nachdem man mich ans Bundeslandwirtschaftsministerium und dann ans Bundessortenamt verwiesen hatte, erklärte mir der etwa zehnte Gesprächspartner, daß ich meine Liste mit den Samen ans Bundessortenamt schicken müsse, wo diese Leute dann prüfen würden, ob die Samen hier verkehrsfähig seien - obwohl ich stets von kleinen Mengen für meine Fensterbank gesprochen habe! Soviel zur grauen Theorie.

Zur Praxis: Ich habe oft in den USA kleine Mengen Samen bestellt, ebenso viele andere Leute, die ich kenne. In allen mir bekannten Fällen kommen die Samen, Sporen, Kräuter als Luftpostbrief oder Päckchen mit der Deklaration „Horticultural seeds."(Zierpflanzensamen). Nie hörte ich, daß eine solche Sendung beanstandet wurde, nie wurde Zoll verlangt, die Sendungen werden ganz normal vom Postboten gebracht. Problematisch sind Tinkturen, besonders die Blütenessenzen von otj. Diese wurden in einem mir bekannten Fall auch schon vom Zoll als angebliche Medikamente zurückgehalten. Dann kann man versuchen, darauf zu bestehen, man bräuchte die Tinkturen nicht als Medikament, sondern als biologische Spritzbrühe, für chemische Untersuchungen, oder was auch immer. Theoretisch kann man die Sachen auch mit Hilfe eines Apothekers und eines Arztes trotzdem einführen - wenn man den extremen Aufwand nicht scheut. Vernünftiger ist es, sich erst gar keine Tinkturen oder Essenzen zu bestellen.

Viele der in den USA angebotenen Samen und Kräuter gibt es mittlerweile auch in Deutschland; zwar ein wenig teurer, aber rechnet man den ganzen Aufwand, Porto, Geldwechsel, Risiko, kauft man oft in Deutschland trotzdem günstiger ein.

MAO-Hemmer - Lebensgefährlich

Einige der hier beschriebenen Substanzen sind im Abschnitt Nebenwirkungen als MAO-Hemmer gekennzeichnet. Die Einnahme dieser Substanzen zusammen mit bestimmten anderen kann unter Umständen zu lebensbedrohenden Zuständen führen. Nicht alle hier aufgeführten Substanzen sind gleich gefährlich; einige produzieren allenfalls unangenehme Zustände. Um sicher zu gehen, werden auch diese hier aufgeführt.

MAO bedeutet Monoaminooxidase. Dies ist ein Enzym, das bestimmte Amine abbaut und so inaktiviert. MAO-Hemmer hemmen die Wirkung dieser Enzyme, so daß die Amine intakt bleiben. Handelt es sich nun um für den menschlichen Körper giftige Amine, so kann es zu schweren, auch tödlichen Nebenwirkungen kommen. Eine als MAO-Hemmer gekennzeichnete Substanz sollte nicht zusammen mit anderen, die diese Amine enthalten, eingenommen werden. Einige Medikamente werden auch in ihren Wirkungen durch MAO-Hemmer verstärkt oder verändert. Nicht zusammen mit MAO-Hemmern eingenommen werden sollten:

- viele Beruhigungsmittel

- viele Tranquilizer (zur Stimmungsaufhellung eingesetzte Mittel)

- viele Antihistaminika (eine Gruppe antiallergischer Medikamente)

- Narkotika

- Alkohol

- Amphetamine (bestimmte Medikamente mit aufputschender und / oder appetitzügelnder Wirkung

- Meskalin (enthalten im Peyotl, San-Pedro und anderen Kakteen)

- Asaron (enthalten in der Kalmuswurzel)

- Muskatnuß

- Macromerine (enthalten im Dona-ana-Kaktus)

- Ephedrin (Arzneimittel mit anregender Wirkung).

- Dill-, Petersilien- Fenchelöl. (geringe Mengen als Gewürz unschädlich).

- Koffeinhaltige Substanzen (Kola, Kaffee, Tee, Kakao, Guarana, etc.)

- Gereifter (alter) Käse

- Bananen und Ananas

- Tyrosin-enthaltende Lebensmittel, wie Fisch-Zubereitungen, Geflügelleber, Pferdebohnen, Chianti-Wein.

Nicht zusammen einnehmen bedeutet, daß die oben aufgezählten Stoffe nicht eingenommen werden sollten, während der MAO-Hemmer in Ihrem Körper wirkt. Der Wirkungszeitraum von MAO-Hemmern reicht, je nach Substanz, von wenigen Stunden bis zu etwa zwei Tagen. In den meisten Fällen sind die MAO-Wirkungen innerhalb von etwa 8-24 Stunden abgeklungen. Dies gilt nur für reversible MAO-Hemmer wie Harmine, nicht für irreversible, pharmazeutisch hergestellte, antidepressive MAO-Hemmer. Diese wirken deutlich länger.

Bei Medikamenten ist relativ leicht herauszufinden, ob sie mit MAO-Hemmern verträglich sind: dies ist in der Regel auf dem Beipackzettel vermerkt. Viele Medikamente sind übrigens selber MAO-Hemmer. Die Wirkungen einer unzulässigen Kombination reichen von Kopfschmerzen, Nackensteife, Herz-Kreislaufbeschwerden über Blutdruckkrisen bis zum Tod.

Es beginnt sich abzuzeichnen, daß die natürlichen, reversiblen MAO-Hemmer (insbesondere die Harmine) wesentlich gutartiger wirken als die synthetischen irreversiblen. Ausführliche Informationen darüber finden Sie in *Ayahuasca Analoge* von Jonathan Ott und in *Psychedelischer Neo-Schamanismus* von Jim DeKorne.

Erfahrungsberichte und weitere Informationen

Wie typisch sind die Erfahrungsberichte?

Die hier wiedergegebenen Erfahrungen sind häufig, aber nicht grundsätzlich typisch für die Wirkung der jeweiligen Drogen. Ich habe hier mir zur Verfügung stehendes Material abgedruckt, wenn es mir glaubwürdig und interessant erschien. Einzelne sehr negative oder sehr positive Erfahrungen bedeuten daher nicht, daß die entsprechende Substanz immer oder meistens in der beschriebenen Weise wirkt. Wer sich für die typischen Wirkungen einer Pflanze interessiert, sollte sich im Pflanzenverzeichnis im ersten Teil des Buches informieren. Ich habe mich dort bemüht, aus dem Vergleich persönlicher Erfahrungen verschiedener Personen (soweit vorhanden) und aus möglichst vielen verschiedenen, zuverlässigen Quellen heraus die typischen Wirkungen zu beschreiben.

Die Effekte natürlicher Drogen schwanken immer stark in Abhängigkeit vom Standort der Pflanze, vom Klima, vom Erntezeitpunkt, von Lagerung, Zubereitung und vor allem auch der individuellen Empfindlichkeit des einzelnen Konsumenten. Nicht zu vergessen sind auch die Faktoren: Toleranzbildung, wie sie z.B. bei Psilocybin auftritt und Wirkstoffkumulation, teils über Tage hinweg, wie sie u.a. für Nachtschattendrogen typisch ist.

Einige der Erfahrungsberichte stammen von mir selber, einige von Freunden, andere von Lesern. Die nicht von mir verfaßten habe ich soweit als möglich im Original belassen. Allenfalls habe ich unwichtigere Passagen herausgekürzt.

Amanita muscaria - Fliegenpilz

Fliegenpilz - Erfahrung (1)   Ich persönlich rauche den Fliegenpilz lieber in einer Wasserpfeife anstatt ihn zu essen. Es wird einem fast nicht übel, und da die Pilze je nach Standort **extreme** Unterschiede in der Wirkstoffkonzentration aufweisen, lassen sie sich durch das Rauchen einfach besser dosieren.

Fliegenpilz - Erfahrung (2)   Wir kochten uns eine Pilzsuppe; F. aß zwei Pilze und ich vier. Nach wenigen Minuten wurde mir schlecht, aber das ging vorbei. Innerhalb einer halben Stunde trat eine Vielzahl von Effekten auf: Der Gehörsinn verbesserte sich und Synästhesien traten auf, das heißt, ich begann Gerüche zu schmecken, Geschmack zu riechen und sogar Gerüche und Geschmack zu hören. Ich hatte nahezu keine optischen Störungen, aber häufige, blitzartig auftretende Geschmacks- Geruchs- und Gehörsempfindungen. Mein Tastgefühl verstärkte sich außerordentlich.

Während der ersten zwei Stunden spürte ich immer mal wieder leichte Übelkeit. Nach dieser Zeit veränderte sich mein Zustand hin zu einer euphorischen

Bewußtseinslage. Das Gleichgewicht war wie bei einem Alkoholrausch beeinträchtigt, aber das Denken blieb unbeeinflußt.

Nach etwa sechs Stunden legte ich mich schlafen, obwohl ich mich immer noch unter dem Einfluß des Fliegenpilzes befand und verbrachte eine ruhige, ungestörte Nacht.

Fliegenpilz - Erfahrung (3)   Ich aß drei getrocknete Hüte des Fliegenpilzes. Ich erlebte einen angenehmen Rausch mit nur leichten Veränderungen der Wahrnehmung. Während der ersten halben Stunde verspürte ich Übelkeit, aber das vorherrschende Gefühl war Euphorie. Ein nüchterner Beobachter nahm keine Änderungen in meinem Verhalten wahr.

Fliegenpilz - Erfahrung (4)   Wir legen getrocknete Fliegenpilze in einem geschlossenen kleinen Raum (Zelt) auf glühende Kohlen, meditieren und inhalieren eine halbe Stunde lang die Dämpfe. Es folgt ein leichter transzendenter Zustand, ohne Übelkeit oder sonstige unangenehmen Begleiterscheinungen.

Fliegenpilz - Erfahrung (5)   Vor 2 Jahren, Mitte September, probierte ich das erste Mal den Fliegenpilz, der hier in Thüringen ziemlich häufig wächst. Ich hatte mich vorher gut über Amanita muscaria informiert und sammelte zwei gutaussehende mittelgroße Pilze, wusch sie ab und aß abends langsam die rohen Hutkappen. Nach einer Stunde stellte sich Übelkeit ein, ich mußte aber nicht erbrechen. Nach über einer Stunde legte ich mich zu Bett. Noch im Halbschlaf merkte ich, wie sich etwas zu verändern begann. Ich wurde leicht benommen und sah in meinem Zimmer klare leuchtende Fäden aus Kreisen, Würfeln und Pyramiden umherschweben. Dann schlief ich ein, oder besser gesagt, ich glitt in eine sehr reale Traumwelt hinein.

Ich sah phantastische geometrische Gebilde von enormer Größe und ich (oder mein Bewußtsein?) war irgendwie ein Teil davon. In dieser Phase hatte ich das starke Gefühl, ich wäre ein Riese, größer als die Erde, aber in der nächsten Sekunde schrumpfte ich auf die Größe von Bakterien ein und dann wieder umgekehrt. Die Gebilde explodierten ständig und setzten sich dann wie ein Puzzle wieder neu zusammen. Alles passierte immer schneller, so daß ich mit meinem Willen nicht mehr folgen konnte und Angst bekam. Ich sagte mir aber: „Laß es einfach passieren." Die Angst verschwand, neue Bilder folgten. Irgendwann verblaßte alles und ich erwachte in der Früh, ohne irgendwelche Nachwirkungen zu spüren.

Voriges Jahr probierte ich ihn getrocknet in der Wasserpfeife und auf leeren Magen mit etwas Butterbrot. Beide Versuche blieben erfolglos.

Areca cathechu - Betelnuß

Am besten schmecken sie im Busch oder in der Village, während oder nach einem langen Fußmarsch. Wenn man schwitzt, müde, hungrig oder durstig ist, ist eine Betelnuß genau das Richtige. Stimulierend wie ein starker Espresso, stärker durststillend als ein Liter Wasser, das man eh gleich wieder rausschwitzen würde, und Hunger hat man auch nicht mehr. Man hat nur Lust zu reden und zu lachen. Nimmt man allerdings zuviel (bei mir sind das zwei ganze Nüsse kurz hintereinander) haut es einen um und für eine halbe Stunde lag ich flach auf dem Rücken und stierte in das Blätterdach der Bäume.... Die rote Farbe kommt von dem Kalk. Nüsse mit Kalk hab ich selber noch nie probiert, brauch ich auch nicht, da Kalk die Wirkung verzehnfachen soll. Mir genügt die Nuß zusammen mit dem Betelblatt.

Artemisia absinthium - Wermut, Absinth

Absinth - Erfahrung (1)   Ich trank letzte Nacht insgesamt 100 ml Absinth. Der Geschmack ist sehr aromatisch und man bekommt einen tauben Mund beim Trinken. Man vermischt den Absinth mit Wasser; die resultierende Flüssigkeit ist milchig weiß. Einige Minuten nach dem ersten Glas verspürte ich ein unbestimmtes Gefühl von Wärme und einen ziemlich angenehmen leichten Rauschzustand. Die zwei Gläser, die ich danach trank, überzeugten mich davon, daß die Wirkung von Absinth wenig mit der Alkoholwirkung zu tun hat. Ich erlebte einen stärkeren Rausch, so ähnlich wie eine langdauernde Erfahrung mit Lachgas. Die Wirkung war sehr angenehm, Ich würde Absinth jedoch nicht als psychedelisch beschreiben, eher von der Art wie Lachgas- oder Lösungsmittelräusche. Am nächsten Tag fühlte ich mich sehr lethargisch. Mir gefiel Absinth ziemlich gut, aber ich werde ihn höchstens gelegentlich trinken, da es heißt, er sei neurotoxisch.

Absinth-Erfahrung - 2   Ich habe richtigen Absinth probiert. Es gab einige interessante Visionen. Der Rausch war auch interessant, wenn man ein Geräusch, als wenn man Hornissen im Kopf hat, mag. Und ich hatte interessante Kopfschmerzen, Magenkrämpfe, Erbrechen und einen interessanten Kater. Das Ganze nach nur einem Glas Absinth auf traditionelle Art mit Eiswasser. Nichts, wovon ich gerne abhängig werden würde.

Ayahuasca und seine Analoge

Was ist Ayahuasca?

Oft wird Ayahuasca mit der Urwaldliane Banisteriopsis caapi gleichgesetzt. Dies ist nicht korrekt. Ayahuasca bezeichnet den Trank, der aus dieser Liane und anderen Pflanzen, meist Nachtschattengewächsen und/oder DMT-haltigen Pflanzen, gekocht wird. Das „klassische" Ayahuasca, das in der Regel gemeint ist, wenn man über dieses Thema spricht, besteht aus oben erwähnter Liane und den DMT-haltigen Blättern der Pflanze Psychotria viridis.

Ayahuasca ist keine Freizeitdroge. Häufig auftretende Übelkeit und Erbrechen, sowie die oft als zu heftig empfundenen Wirkungen schrecken Leute, die „einen netten Trip" unternehmen wollen, ab. Am meisten Interesse findet Ayahuasca bei Menschen, die Drogen eher seltener und in rituellem Rahmen einnehmen, z.b. im Zusammenhang mit neoschamanistischen Zeremonien. Ein Mißbrauch, d.h. allzu häufiger oder übermäßiger Gebrauch oder Abhängighkeit scheinen mir daher kaum wahrscheinlich.

Banisteriopsis caapi enthält Harmine; diese stellen für sich allein genommen eher ein Beruhigungsmittel dar. DMT ist unwirksam, wenn es oral genommen wird; das Enzym Monoaminooxidase (MAO) zerstört das DMT, bevor es wirksam werden kann. Harmine besitzen die Eigenschaft, dieses Enzym zu inaktivieren. Die Folge: oral eingenommenes DMT wird plötzlich wirksam. Der Haken dabei: auch andere, in Lebensmitteln enthaltene Amine, die giftig für den Körper sind, können nun wirksam werden. **Es ist daher von vitaler Bedeutung, sich genauer mit dem Thema MAO-Hemmung zu beschäftigen, bevor man mit solchen Mischungen experimentiert. Ausführliche Informationen über dieses wichtige Thema finden sich in** *Ayahuasca Analoge* **und in** *Psychedelischer Neo-Schamanismus.*

Was sind Ayahuasca-Analoge?

Banisteriopsis caapi und besonders Psychotria viridis stammen aus dem Amazonas-Regenwald, sind kaum zu bekommen und nur mit großem Aufwand bei uns zu halten. So entstand der Gedanke, diese beiden Pflanzen durch andere Arten mit den gleichen Inhaltsstoffen zu ersetzen - die resultierende Mischung wäre zwar nicht das originale Ayahuasca, hätte aber die gleiche Wirkung - Ayahuasca-Analog. Die Liane kann durch Harmala-Samen, Psychotria viridis durch bestimmte Phalaris-Grasarten oder Wurzelrinde von Desmanthus illinoensis ersetzt werden.

Literatur über Ayahuasca

Weitere ausführlichste historische, ethnologische, botanische und pharmakologische Fakten über Ayahuasca und eine genaue Beschreibung zahlreicher Selbstversuchen mit Analogen finden sich in Jonathan Ott's hervorragendem Buch *Ayahuasca Analoge*. Das Buch *Psychedelischer Neo-Schamanismus* von Jim DeKorne enthält zwei Kapitel über Ayahuasca, davon eines über „Rauchbares DMT aus Pflanzen". Auch hier finden Sie genaueste Angaben der Mengen, Pflanzenarten und Verfahren und weitere aufschlußreiche Erfahrungsberichte. Laufend über den neuesten Stand besonders auch dieses speziellen Fachgebietes berichtet die etwa alle drei Monate erscheinende *Entheogen Review* von Jim DeKorne, die auf deutsch unter dem Titel *Entheogene* erscheint.

DMT mit Harmin-Alkaloiden - übersinnliche Drogenerfahrungen?

Australian Ayahuasca – erster Bericht Im Frühjahr 1993 fuhren wir zum Mount Buffalo in Victoria, Australien, um die Blätter einer seltenen Pflanze zu sammeln, die 0,3 Prozent DMT enthält. Wir hatten zusätzlich Samen von Peganum harmala dabei, um das DMT für die orale Aufnahme zu aktivieren. Unglücklicherweise brachten wir es einfach nicht fertig, genug von den frischen Blättern zu essen, um eine Wirkung zu erzielen. Wir beschlossen daher, nach Melbourne zurückzufahren. Dort kochten wir die Blätter, ähnlich wie es bei der Zubereitung des traditionellen Ayahuasca Südamerikas geschieht, erst als Tee auf und dann konzentrierten wir den Sud. Am Schluss der Prozedur hatten wir für jeden von uns dreien ein Glas voller Extrakt.

Kurz vor Mitternacht schluckten wir drei Gramm gemahlenen Peganum harmala Samen (der ekelhaft schmeckte), dann warteten wir etwa zehn Minuten, bevor wir den scheußlichen grünen Matsch runterwürgten. Ich verspürte keinen nennenswerten Brechreiz, aber die beiden anderen hatten weniger Glück. Nach fünf Minuten hatte N. alles von sich gegeben und J. und ich nahmen zwei magensäurebindende Tabletten.

J. war daraufhin in der Lage, das Ganze noch weitere zehn Minuten bei sich zu behalten, bevor er sich erbrach. Ich konnte alles am längsten, ca. 15 Minuten, im Magen behalten, vielleicht, weil ich die Antazida am schnellsten eingenommen hatte, vielleicht, weil ich nach der Einnahme der Harmalasamen am längsten mit dem Trinken des grünen Breis gewartet hatte.

Kurz bevor ich mich übergab, begann die Welt um mich herum seltsam zu werden. Das Gehen fühlte sich anders an, die Dinge in der Umgebung fingen an, ein bißchen anders auszusehen. Als ich mit dem Erbrechen fertig war, hatte sich die Welt vollständig verändert. Glücklicherweise hatte N. nicht genug abbekommen, um irgend eine Wirkung zu spüren und so brachte er mich ins Wohnzimmer, wo ich mich mit offenen Augen hinlegte.

Ich begann den absoluten Schrecken zu durchleben. ich befand mich in einem völlig anderen Universum, das in keiner Weise unserer gewohnten Realität ähnelte. Seltsamerweise empfand ich den Schrecken nicht als unangenehm. In dem Universum, in dem ich mich plötzlich aufhielt, hatten Begriffe wie „angenehm", „unangenehm", „glücklich", „traurig" keine Gültigkeit mehr. Es gab nur noch drei Arten von Gefühlen: Schrecken, Euphorie und ein neutrales Grundgefühl, daß das volle Bewußsein des einzig wichtigen Universums umfasste, desjenigen, in das ich eingetreten war. Es war dies die Sphäre der Seelen, des Bewußtseins, des Geistes.

Die visuellen Effekte waren höchst erstaunlich. Ich nahm Dinge nicht mehr durch meine Augen wahr, da ich keinen Körper mehr hatte. Ich wußte ganz einfach, wie meine Umgebung beschaffen war und daher auch, wie sie aussah. Das Schließen der Augen änderte den Anblick in keiner Weise. Da gab es Statuen und Bilder stilisierter Adler - alles Erinnerungen an die Inka oder vielleicht altägyptische kultische Kunst, obwohl ich nichts über die Inka oder altägyptische Kunst weiß. Diese Bilder bewegten sich unentwegt und entwickelten sich dabei weiter. Sie wirkten wie eine Zierde für den Ort, an dem ich mich befand. Es gab wurm- oder schlangenähnliche Gebilde in meinen durchsichtig gewordenen Beinen. Allerdings war ich mir zu diesem Zeitpunkt nicht bewußt, daß ich überhaupt Beine hatte.

Die Halluzinationen ähnelten in keiner Weise denen, die ich früher unter LSD erlebt hatte. Die Dinge, die ich sah, waren real, existierten schon immer und ich erblickte sie in vollkommener Klarheit. Die Eigenschaft des Lichts hatte sich in einer schwer beschreiblichen Weise verändert; die Farben waren nicht intensiver, sondern klarer, wirklicher, am wirklichsten. Was ich sah, war die reine und unverfälschte Realität, nicht die gewöhnliche, die eine ungenaue Annäherung durch fehlerhafte Wahrnehmungsmechanismen darstellt.

Ich wußte, daß ich, bzw. mein Geist meinen Körper verlassen hatte und ich mich in der Sphäre des grundlegenden Wesens des Universums befand, dort, wo Bewußtsein sich befindet, wenn es nicht an einen Körper in unserer irdischen Realität gefesselt ist. Ich war mir bewußt, daß dies der Ort war, wo die Seelen sich befinden, wenn der Körper gestorben ist, und möglicherweise auch, wo sie sind, bevor man geboren wird. Nach der Geburt ist die Seele immer noch an diesem Ort, aber sie ist auf den Körper und die Wahrnehmung durch ihn fixiert, solange sie nicht durch DMT zeitweilig davon befreit wird. Ich wußte plötzlich, daß es möglich ist, diese „Sphäre der Götter" auch ohne DMT zu erreichen und daß man dazu jeden Glauben und jede Erklärung verlieren muß.

Zu dem Zeitpunkt nannte ich den Ort die „Sphäre der Götter", weil mir die Worte fehlten, um ihn besser zu beschreiben. Aber der Begriff ist irreführend; die Götter sind nur menschliche Seelen, menschliche Bewußtseine und sie hatten kein Interesse an der normalen Realität. Sie hatten sie nicht gemacht und sie in keiner Weise beeinflusst. Die Sphäre der Götter bedeutet, dem absoluten Chaos, der Macht und der Ungebundenheit des Universums vollständig ausgesetzt zu sein und sich dessen absolut bewußt zu sein. Dies betraf nicht das Universum, das wir kennen, sondern das Universum, in dem das Bewußsein existiert.

Die erste Stunde war unglaublich intensiv, eine unbegrenzte Anzahl von Dingen passierte auf einmal und mein Geist war Informationen ausgesetzt, denen er nicht gewachsen war. Ich wußte, daß ich verrückt war und ich zweifelte daran, ob ich mich jemals wieder erholen würde. Ich konnte mich nicht erinnern, was es bedeutet, geistig normal zu sein. Die meiste Zeit hatte ich keine Angst, war aber von Schrecken erfüllt. Der Schrecken war nicht unangenehm; die Freude konnte ihn nicht erreichen und er beeinträchtigte mein Denken nicht. Ich war nicht gut und nicht böse; ich war.

Während der zweiten Stunde bewegte ich mich zwischen dem Grundgefühl und einer Euphorie. Der Grund der Euphorie schien zu sein, daß ich „alles gesehen" und dies relativ unversehrt überstanden hatte. Mein Geist war durch diese Erfahrung nicht vollständig zerrüttet worden. Ich begann mich zu fühlen, als ob mein Geist nun dem Ansturm dieser „Sphäre der Geister" gewachsen sei, als ob ich nun dorthin gehöre. Ich wußte, daß Wahnsinn durch das Vertrautsein mit der „Sphäre der Seelen" entstehen kann.

Zu diesem Zeitpunkt hatten die Dinge aufgehört, so schnell zu passieren und es wurde wieder einfacher, zu sprechen. Anscheinend war meine Sprache während der ganzen Zeit zusammenhängend gewesen; aber ich hatte die sichere Empfindung gehabt, als ob mein Körper dauernd in vielen Sprachen geschwätzt hatte.

Zu verschiedenen Zeiten während der drei Stunden mußte ich N. über mich befragen; es war, als ob ich an meine Werte und meine Persönlichkeit erinnert werden müßte. Natürlich konnte ich ihm das nicht wirklich verständlich machen, und er konnte mir nur Dinge erzählen, die unwichtig schienen, etwa meine Vorlieben und Abneigungen und meine Geschichte. Zu einem bestimmten Zeitpunkt wollte ich etwas über meine Familie hören, ihre Anschauungen, ihre Art und über ihre Werte. Ich glaube, das war deshalb, weil ich mich fühlte, als ob sie mir weniger wichtig geworden wäre, ich das aber nicht wollte.

Die dritte und vierte Stunde nach der Einnahme wurden verbracht, indem ich im Detail die Erfahrungen mit J. diskutierte, von dem ich fühlte, das er sich an dem gleichen Ort wie ich aufgehalten hatte. Am Ende der vierten Stunde war ich wieder auf der Erde und litt an keinen Nachwirkungen, obwohl ich durch die gemachte Erfahrung extrem aufgewühlt war. Ich glaubte immer noch, daß alles, was ich erlebt hatte, absolut real war, viel realer als der Rest meines Lebens. Sogar am nächsten Tag hielt dieses Gefühl noch an und ich verbrachte die meiste Zeit damit, das Erfahrene nach einmal durchzugehen und zu versuchen, es zu verarbeiten. Für andere, die mich kannten, war es offensichtlich, daß ich unter etwas litt. Ich wußte nun, wo ich sein würde, wenn ich starb, aber ich wußte nicht, was ich mit dem Rest meines Lebens anfangen würde. Die alltägliche Realität schien so unwichtig und trivial, verglichen mit der größeren Realität, die ich erlebt hatte.

Heute ist Montag, und ich fange an, die Realität der „Sphäre der Seelen" zugunsten unserer allgemein anerkannten Realität zu leugnen. Gestern habe ich an meinen Verstand gezweifelt und konnte mir nicht vorstellen, daß ich eine weitere Erfahrung mit Ayahuasca wagen würde. Aber heute habe ich, zumindest glaube ich das, die Erfahrung zu einem großen Teil verarbeitet und ich hoffe das Experiment zu wiederholen, um zu sehen, ob ich auf die gleiche oder eine andere Realität treffen werde.

Ich würde diese Erfahrung niemandem mit irgendwelchen psychischen Schwierigkeiten empfehlen und auch niemandem, der nicht darauf vorbereitet ist, in den tiefsten Schrecken versetzt zu werden. Wenn LSD bei dazu veranlagten Menschen Schizophrenie auslösen kann, dann wird Ayahuasca es mit einiger Sicherheit tun. Ebenso würde ich es nicht als erste psychedelische Erfahrung vorschlagen. Wenn ich jetzt diese Erfahrung mit einem LSD-Trip vergleiche, dann kann ich nur sagen, daß LSD, verglichen mit DMT wie ein Spielzeug ist. LSD scheint nur mit der Wahrnehmung und den Gedanken zu spielen.

Die Ayahuasca-Erfahrung scheint den Geist klar zu lassen, aber dafür ein unglaublich reales Universum von den Geist sprengenden Dimensionen zu erschaffen. Es ist unmöglich zu beschreiben, wie real, aber es war sehr viel realer als unser gewohntes Universum. Vielleicht sucht sich DMT das Gehirnareal, das für das Glauben zuständig ist, und legt dort alle Schalter um, oder vielleicht existiert diese andere Realität tatsächlich. Was auch immer zutreffen mag, das Resultat kann extrem aufwühlend wirken und allzu leicht das Leben eines Menschen verändern.

Australian Ayahuasca – zweiter Bericht *Dieser zweite Bericht stammt von einem weiteren Teilnehmer des im ersten Bericht beschriebenen Experiments.*

Wir sammelten für uns drei 140 Blätter, die, einige Verluste beim Mahlen und Extrahieren eingerechnet, etwa 100 mg DMT für jeden von uns ergeben sollten. Wir jagten die Blätter solange durch einen Gartenhäcksler, bis die einzelnen Stücke ziemlich klein waren. Das Gesamtgewicht betrug ungetrocknet 250 g.

Die Stücke wurden nun in einem Topf mit viel Wasser und dem Saft einer Zitrone gekocht. Der Zweck des Zitronensafts war es, den ph-Wert leicht anzuheben und so die Löslichkeit des DMT zu verbessern. Die Mischung wurde etwas mehr als eine Stunde gekocht und dann in einem Kaffeefilter abgeseiht.

Die resultierende braune Flüssigkeit wurde in einem anderen Topf gekocht, bis nur wenige hundert ml übrig waren. Die gekochten Blattstücke wurden nun in einer Küchenmaschine zu einem Brei verarbeitet, dem wurde Wasser zugefügt und das Ganze wurde wieder eine Stunde lang gekocht. Es wurde wieder abgeseiht, diesmal aber mit einem Leintuch, da die Masse nicht gefiltert werden konnte. Das Resultat wurde wieder durch Kochen reduziert und der ersten Portion zugegeben. Dem Rest wurde wieder Wasser zugegeben, das ganze wenige Minuten gekocht, abgeseiht, reduziert und zum Rest geschüttet. Die gesamte grüne Flüssigkeit (etwa 700 ml) wurde bis knapp über den Gefrierpunkt gekühlt und dann in drei gleiche Portionen geteilt.

Ich hatte keine Probleme mit dem Schlucken der drei Gramm gemahlenen Peganum harmala-Samen, aber ich brauchte mehrere Anläufe, um den Blätterextrakt zu trinken, obwohl er gekühlt war und ich mir die Nase zuhielt. Etwa 10 Minuten später erbrach ich mich heftig und ohne Vorwarnung.

Zu diesem Zeitpunkt fühlte ich mich „schräg", etwas schwindlig und ich hatte einen sanften Trip, der sich von der Wirkung anderer Halluzinogene unterschied. Ich fühlte eine sanfte Beruhigung, die ich dem Effekt der Harmaline zuschrieb. Zu diesem Zeitpunkt war klar, daß N. absolut nichts spürte und daß C. auf einem schweren Trip war - er lag reglos auf der Couch und beschrieb die Dimension der Götter, die er betreten hatte.

Ich beschloß, die Effekte gerauchten DMT's zu testen, den Alkaloid-Extrakt einer anderen Pflanze, Acacia Maidenii, während ich mich unter dem Einfluß des Aktivators Harmalin befand. Ich rauchte soviel ich konnte, bevor die Wirkung zuschlug und rannte in das Zimmer zurück, in dem sich C. und N. aufhielten.

Was als nächstes passierte ist schwierig zu beschreiben. Ich berichte es jetzt so, wie es mir damals erschien, ohne daß ich behaupte, daß die Beschreibung irgend einen Teil unserer Realität repräsentiert.

Der erste Teil des DMT-Trips war normal, d.h. massive visuelle Eindrücke, seltsame Gefühle etc. Dann, als ich den Höhepunkt erreichte, wurde ich in eine völlig andere Richtung geworfen. Ich hatte schwere Krämpfe mit Wellen von Macht, Schmerz und Freude, die durch und in und aus meinem Körper schossen. Ich hatte einen Anfall unkontrollierten Schreiens und Knurrens. Ich war eine unbeschreibliche Mischung aus Ekstase und Schrecken. Dann wurde ich plötzlich gewahr, was passiert war.

Mir wurde bewußt, daß ich einen Dämon aus einer anderen Dimension gerufen hatte und daß der Anfall daher kam, daß der Dämon versuchte, Macht über meinen Körper zu bekommen. Für wenige Sekunden waren mein Körper und der Dämon eins; vereinigt in Zeit und Raum, und er konnte durch mich sprechen: wir knurrten in einer gutturalen Tonlage „wenn hier ein Dämon ist, dann spricht er nun durch mich." Ich war von dem Gefühl böser Macht überwältigt, ich fühlte mich, als könnte ich Energie-Pfeile mit meinem ausgestreckten Arm verschießen.

Ich entschied, daß ich auf keinen Fall wollte, daß mich der Dämon übernahm und mich als einen Boten benutzt, um seine Nachricht zu überbringen, so widerstand ich, und er verließ mich heulend.

Ich brach dann erschöpft zusammen und rief „Der Dämon! Der Dämon!" Mir wurde sehr kalt, ich wurde extrem ruhig und lag in eine Decke gehüllt auf dem Boden. Ich glaubte, daß wir alle sterben müßten, vergiftet durch etwas, was in den Blättern war, die wir alle gegessen hatten. Ich fühlte den Dämon um mich herumstreichen, und hörte ihn zischend darum betteln, mich wieder kontrollieren zu dürfen. Ich fühlte, daß er mich sofort übernehmen würde, wenn ich dies zuliesse.

Die ruhige Phase nach dem Trip dauerte etwa eine Stunde, und die Gefühle des Schreckens und der Krankheit flauten ab und nachher fühlte ich mich recht gut und sogar euphorisch. Die Erfahrung besessen zu sein, verlor etwas von ihrer Realität.

Zu diesem Zeitpunkt hatte sich C. auch erholt und wir begannen, unsere Erfahrungen zu diskutieren. N. machte damit weiter, dass er nochmal drei Gramm Peganum-Samen aß und auch etwas DMT rauchte. Seine Erfahrung war dann ähnlich intensiv, er kollabierte und lag eine vergleichbare Zeit in eine Decke gehüllt auf dem Boden, und glaubte unter anderem, dass er das Atmen einstellen und sterben würde. Nachher fühlte ich mich noch einige Tage müde, was möglicherweise eine Folge des Trips war.

Experimente mit DMT in Kombination mit Harmalin sind zweifelsfrei mit zahlreichen Gefahren für Körper und Geist verbunden. Solche Experimente sollten weder leichtfertig noch unter unpassenden Umständen unternommen werden, und ganz besonders nicht von unerfahrenen Personen.

Coffea arabica - Kaffee

Kaffee hat bei mir in größerer Menge eine äußerst starke aphrodisierende Wirkung. Besonders tolle Erfahrungen hab ich im „Kaffee-Rausch" auch mit Meditation gemacht. Da das Ganze aber nicht allzu toll für den Körper ist, bleibt das Erlebnis eher die Ausnahme.

Ephedra-Bemerkungen

Ephedra besitzt hervorragende Eigenschaften als Stimulans und dient als Trainings-Booster. Durch seine aufputschende Wirkung lassen sich wesentlich härtere Trainingseinheiten als normal durchführen. Die Konzentrationsfähigkeit, das Zusammenspiel von Nerven und Muskeln und der generelle mentale und physische Wachheitsgrad werden erhöht. Wird Ephedrin als Trainigsbooster verwendet, sollte es mindestens 45 Minuten vor einer Trainingseinheit eingenommen werden. Nimmt man Ephedrin alleine ein, treten die Effekte in eher moderater Weise auf. Die stärkste Wirkung zeigt sich im allgemeinen bei einer Zugabe von 200 mg Koffein zu einer Gabe von 20-50 mg Ephedrin. Pausen zwischen den Einnahmen sind erforderlich, sonst verliert die Wirkung an Effizienz.

Ibogain und Entzugstherapie

In der März Ausgabe 1992 der amerikanischen *High Times* erschien ein Artikel über die Behandlung von Drogenabhängigkeit mit Ibogain. Darin wird beschrieben, wie Howard Lotsof mit sechs weiteren Heroinabhängigen die Ibogainwirkung entdeckt haben will: zufällig gelangten sie an eine geringe Menge dieses Alkaloids, nahmen es ein und erlebten einen Trip von 36 Stunden Dauer. Anschließend hätten fünf von ihnen kein Verlangen nach Heroin mehr gehabt. Lotsof hält inzwischen ein Patent auf den Heroinentzug mit Hilfe von Ibogain und fand Unterstützung bei MAPS für seine weiteren Forschungen. Er führte Therapien in Panama durch.

Ein kanadischer Zeitungsartikel berichtete, daß nach der Behandlung von Heroin-, Cocain-, Nikotin- und Alkoholsüchtigen mit Ibogain etwa 25% mindestens sechs Monate drogenfrei blieben. Weitere 40 bis 50% blieben angeblich mit Hilfe zusätzlicher Drogentherapie drogenfrei.

Im Internet gab es eine kleine Diskussion zu dem Thema; dabei äußerte sich einer der Teilnehmer wie folgt: „Vielleicht hast Du tatsächlich die 5 Riesen oder so, um eine Behandlung zu bezahlen, die bisher nicht ausreichend klinisch erprobt ist, und auch nicht bessere Erfolge zu haben scheint als jede andere Methode. Ja, ich habe die Forschungsergebnisse gelesen, kenne aber auch selber Leute, die die Ibogain-Behandlung mitgemacht haben. Mit denen zusammen habe ich nachher immer noch gedrückt. Es gibt einfach keine Abkürzungen, wenn es um den Opiatentzug geht."

Ich selber würde das Ganze gerne glauben, bleibe aber vorerst skeptisch. Ich empfehle, sich bei Interesse für dieses Thema auf jeden Fall auch mit den Richtlinien zum Opiatentzug auseinanderzusetzen, die Richi Moscher entwickelt hat. In *Too Much - erste Hilfe bei Drogenvergiftungen*, Seite 62, wird ein kostenloses zweiseitiges Infoblatt mit einer Beschreibung dieser Methode angeboten.

Weitere Informationen über Ibogain geben:
NDA International Inc., 46 Oxford Place, Staten Island, NY 10301, USA,
Tel.-Nr. USA-718-442-2754.
Bob Sisko, International Coalition for Addict Self-Help, POB 20882, Tompkins Square Station, NY 10009, USA.

Kaempferia Galanga.

Zu Galanga bekam ich relativ viele Zuschriften, in denen fehlende Wirkung beklagt wurde. Auf der anderen Seite gab es auch einige, inhaltlich durchaus konsistente, positive Zuschriften.

Galanga-Erfahrungen(1) Es empfiehlt sich, die gemahlene Wurzel in Fruchtyoghurt o.ä. einzurühren, da der Geschmack doch ein wenig streng ist. Meine Geliebte und ich finden, daß Galanga herrlich anregend ist, gegen Müdigkeit. Nur schade, daß sich so schnell eine Toleranz aufbaut.

Galanga-Erfahrungen(2) Sehr gute und gleichzeitig „ekelhafte" Erfahrungen haben wir mit Galanga gemacht. Die erste frische Wurzel, die ich selbst getrocknet hatte, war durchaus noch in großen Mengen genießbar und hatte auch die in Ihren Erfahrungsberichten beschriebenen Wirkungen (außer der Farbintensivierung). Die zweite bereits getrocknete Version der Wurzel war durch den unheimlich scharfen schmierseifenähnlichen Geschmack kaum genießbar.

Galanga-Erfahrung(3) Nachdem ich Mittwoch Abend von Galanga erfahren hatte, ging ich sofort zu meinem Händler für asiatische Lebensmittel und fragte nach Curry. „Oh ja, haben wir", sagte er und führte mich direkt zu einem Regal mit verschiedenen Gewürzen.
Ich begann, alle Inhaltsangaben zu lesen; die meisten Mischungen enthielten Galanga und ich begann, die Sorte zu suchen, die es in der höchsten Konzentration enthielt.
Plötzlich fiel mir auf, daß mich der Asiat beobachtete. Er kam zu mir und sagte: „Du suchst Galanga, richtig?" „Ähmm, ja" murmelte ich, und folgte ihm zu einem anderen Regal, das voll von Galanga in allen Formen war. Ich nahm eine Tüte mit gemahlenem Galanga für etwas über eine Mark und nachdem ich bezahlt hatte, sagte der Geschäftsinhaber grinsend: „Auf Wiedersehen. Und einen SCHÖÖÖNEN Abend noch."
Zu Hause angekommen machte ich mir sofort etwas Reis und streute einen gehäuften Teelöffel von dem Zeug drüber. Es ist sehr aromatisch, schmeckt aber relativ mild, sogar noch in der Menge eines gehäuften Teelöffels.

Ich begann, mich nahezu sofort leicht schwindlig zu fühlen. Im ersten Moment dachte ich, es wäre die Art von Rausch, wie er nach Marihuanagebrauch auftritt, aber dann merkte ich, daß da ein eigenartiger Unterschied existierte. Am besten kann ich es so beschreiben, daß es zu einer Art von Sehen führt, wie man es oft am Tag nach der LSD-Einnahme erleben kann. Der Effekt auf den Geist ist schwerer zu beschreiben.

Überklar ist vielleicht das beste Wort, um die Wirkung zu benennen. Galanga scheint störende, unwichtige Gedanken zu beseitigen.

Am nächsten Tag verdoppelte, am übernächsten verdreifachte ich die Dosis. Aber es scheint sich sehr schnell eine Toleranz aufzubauen, wenn es an aufeinanderfolgenden Tagen genommen wird.

LSA - haltige Pflanzen

Argyreia nervosa - Vierzehn Samen und ein Contact High

Ich fuhr mit dem Rad zu Hamlet und hatte kurzentschlossen die Baby-Woodrose-Samen eingesteckt. Hamlet und Kirsten warteten bereits auf mich. Ich sollte die Samen zu mir nehmen, Hamlet und Kirsten würden „auf mich aufpassen". Hamlet hatte bereits zwei Wochen vorher acht Samen zu sich genommen - ohne große Wirkung.

Ich nahm gegen 21.30 Uhr vierzehn gemahlene Samen ein: mit Whiskey, mit Kamillentee und mit dem Bodensatz. Bereits nach einer halben Stunde wurde mir leicht übel, so daß wir das Haus verließen. Nach einer weiteren Viertelstunde fragte ich mich, warum ich die blöden Samen überhaupt genommen hatte. Ich setzte mich, fror vor mich hin und wartete darauf, daß die Übelkeit sich legte. Irgendwann holten Hamlet und Kirsten Eis, wovon mir aber noch schlechter wurde.

Als die Übelkeit gegen Mitternacht soweit abgenommen hatte, daß sie nicht mehr unangenehmer war als die Kälte, gingen wir wieder rein. Das heißt, die beiden gingen; ich wankte. Da ich auch drinnen noch ziemlich fror, legte ich mich in Hamlets Bett, deckte mich zu und spürte, wie mir ganz langsam immer wohler wurde. Allerdings waren noch keine definitiven Drogen-Wirkungen zu spüren. Das einzige, was mir zu diesem Zeitpunkt auffiel, war, daß die Musik intensiver wirkte als sonst; aber auch das hätte ein Placebo-Effekt sein können. Wir hörten eine australische CD (Didgeridoo), die ich mir vormittags gekauft hatte. Bert hatte das Instrument vor einigen Wochen erwähnt. Wir stellten uns vor, in Australien irgendwo in den Outbacks zu sitzen, am Ayers Rock. Wie fühlt sich der Boden an? Welche Pflanzen sehen wir? ... Ganz nett, aber immer noch keine eindeutigen Drogen-Wirkungen. Meine positive Stimmung ließ sich auch mit der überstandenen Übelkeit erklären.

Das war ein wesentliches Unterscheidungsmerkmal zwischen Pilz und Woodrose. Während die Wirkung der Pilze schon nach einer Viertelstunde begann und äußerst schubhaft verlief, steigerten sich die Effekte der Samen so langsam, daß ich auch im Nachhinein unmöglich sagen kann, wann genau die eigentliche Wirkung begann.

Irgendwann hatten wir die Outbacks ausgereizt, Hamlet war auf dem Boden eingenickt und Kirsten und ich unterhielten uns. Daraus wurde dann im Laufe der nächsten Stunden (von etwa 1.00 bis 4.00 Uhr) das intensivste und — vom Zeitempfinden her — längste Gespräch, an das ich mich erinnern kann.

Die Gedanken sprudelten immer schneller und schneller. Einerseits verlief das Gespräch sehr assoziativ (rechtshirnig), andererseits schienen mir die Gedanken in sich durchaus logisch und präzise (linkshirnig) zu sein, so daß ich Woodrose als eine Art „Hirnschrittmacher" verstehe, der die Tätigkeit der Hirnhälften zum einen aufeinander abstimmt, zum anderen sogar noch beschleunigt. Bis zu einem gewissen Grade schien sich dieser Aspekt auch auf Kirsten auszuwirken. Es war wirklich verblüffend, wie genau wir jeweils erfassen konnten, was der andere meinte.

An so eine Verständigung war auf unserem Pilz-Trip im letzten Jahr nicht zu denken gewesen (s. unten: Psilocybe semilanceata, Shroominded). Damals schlug sich Kirsten zwar tapfer, aber für die Dinge, die sich in den Köpfen von Gaphod und Pa'Gung abspielten, gab es in der Echtwelt einfach keine Worte...

Ebenso faszinierend fand ich, daß meine Gedanken und Erkenntnisse unter dem Einfluß der Droge regelrechte Glücksgefühle hervorriefen. Jedesmal, wenn Kirsten etwas sagte, dachte ich kurz darüber nach. Bis mir ein Schauer über den Rücken lief und ich wußte, ich hatte verstanden.

Erstaunlich war auch, wie ich mich an Dinge erinnerte: Erlebnisse, Gedanken, Zusammenhänge, die ich mal gelernt habe. Plötzlich *begriff* ich sie. Es war, als hätte ich auf einmal den Master Key zu meinen Gedanken. Die ganzen Puzzleteile, die ich in meiner Eigenschaft als Freak und Berufsdenker angesammelt hatte, lagen gewissermaßen ordentlich ausgebreitet vor mir. Und jedesmal, wenn ich wieder einige zusammenpassende Teile fand, spürte ich dieses wohlige Kribbeln.

Nebenbei hörten wir die „Acid Test". Die einzige Veränderung der Wahrnehmung, die sich noch ergab, war eine recht unscharfe Sicht. Gegen 4.00 morgens ließ ich die beiden dann endlich schlafen und fuhr nach Hause. Ich fühlte mich schon wieder recht normal, war aber immer noch wahnsinnig glücklich.

Außerdem merkte ich, daß meine Gedanken immer noch „fast forward" liefen. Es gelang mir einfach nicht, einen Gedanken festzuhalten. Einige Male dachte ich: „Schreib das auf! Das ist was für die Freaks." Aber es ging nicht. Ich hätte nicht so schnell schreiben können, wie die Gedanken sich in meinem Kopf veränderten. Irgendwann lag ich dann im Bett, versuchte zu schlafen, doch dieser Gedankenfluß in meinem Kopf wollte sich einfach nicht beruhigen. Da ich mich immer noch phantastisch dabei fühlte, war mir das egal.

Irgendwann muß ich dann doch eingeschlafen sein. Am nächsten Morgen wachte ich um 9.30 Uhr auf, spürte einen wunderschönen Afterglow, der noch bis zum Abend anhielt und redete ziemlich viel. Meinen Eltern fiel es zum Glück nicht auf, aber als ich meinem Bruder von dem Trip erzählte, meinte er nur „Merkt man!"

Ich spüre, daß meine Erfahrungen aus dem Woodrose-Erlebnis nicht verloren sind, sondern wieder auftauchen werden, wenn ich sie in einer konkreten Situation benötige. Vielleicht beeinflussen sie auch jetzt schon mein Handeln, ohne daß ich es bewußt wahrnehme.

Das Contact High? Damit meinte ich den Umstand, daß die Erfahrung für Kirsten clean genauso ungewöhnlich war wie für mich mit Droge.

Mir fiel auf, daß ich während der Woodrose-Session in der Echtwelt geblieben war, ich verstand sie allerdings wesentlich besser. Dadurch blieben mir zwar viele interessante Aspekte eines regulären Trips verschlossen (fremde Welten, Abenteuer...), dafür war die Sache aber bei weitem nicht so anstrengend. Wer die Echtwelt nicht verläßt, hat auch keine Schwierigkeiten, sich wieder in sie zu integrieren.

Karik

Argyreia nervosa - Erfahrung(2)

Also ... das Ganze ist mal wieder aus einer typischen keine-Brösel-mehr-da-und-ich-will-jetzt-mal-was-erleben-Laune heraus entstanden, also habe ich Samstag abend gegen Mitternacht angefangen, 10 HBWR-Samen mit einem Hammer zu bearbeiten, um sie kleinzukriegen. Bert, unser Botaniker, wird sicher laut aufschreien, aber das war absolut nötig, die Dinger sind *hart*, und ein Mörser versagt da seine Dienste. Also in ein Plastiktütchen damit, zumachen, das Kifferbrettchen drunter und hämmern.

Nach ein paar Minuten hatte ich dann auch schöne Samenbrösel. Zwischenzeitlich kochte auch das Wasser, das ich zwischendurch mal angesetzt hatte. Ich habe dann den Samenbröselkram in eine große Kaffeetasse gegeben und mit heißem, aber nicht mehr kochendem Wasser übergossen - 'n Tee halt. Nach einer halben Minute sah die Brühe in der Tasse schon eher grün aus, ich hab' das Zeuchs noch knapp 10 Minuten ziehen lassen und dann samt Bodensatz, sprich Samenmaterial getrunken.

Einwurfzeit ist sowas um 00:10, meine Freundin und ich hatten uns noch mit einem Kumpel von mir verabredet, also sind wir dann um halb eins raus. Auf dem Weg leichte Farbshifts, etwas Euphorie, definitiv über den Bereich der Autosuggestion hinaus, aber nicht irgendwie aufregend.

Eine halbe Stunde später wurd's dann aber um so heftiger: Wir sind in eine Disco-Kellerkneipe gegangen, wo man's ganz gut aushalten kann. Ich hatte jetzt durchaus das Trip-Feeling, allerdings dabei auch ein leichtes Unwohlsein vom Magen her. Das Unwohlsein hat sich innerhalb der nächsten Viertelstunde deutlich verstärkt, ich bin dann zwischendurch mal ein wenig an die frische Luft gegangen, dann war es okay. Mittlerweile ist es auch richtig heftig geworden, und wir sind dann irgendwann raus, bei uns ans Flußufer und haben uns auf eine Bank gesetzt und ein wenig das Wassertreiben und die Lichtreflexe darin beobachtet. Das war wirklich irre, etwas „einfarbiger" als bei LSD, aber das Gefühl war unbeschreiblich!

Irgendwann sind wir dann nach Hause, wobei ich auch gemerkt habe, daß ich etwas tapsig war, tapsiger als unter LSD (ich kann mit zwei Trips in der Birne normalerweise problemlos durch die Stadt gehen, mit den HBWRs drin werde ich mich jedenfalls nicht alleine raustrauen). Als wir dann bei uns zu Hause wieder angekommen sind, ist es richtig heftig geworden. Weniger von äußeren Impressionen her als vielmehr von der Fähigkeit, ganz viele Gedanken *sinnvoll* auf einmal zu fassen. Wenn ich den Abend rückwirkend betrachte, dann habe ich da so viel nachgedacht, wie sonst in einer Woche. Ich muß dabei auch einigermaßen abgedriftet sein, meine Freundin hat mich ein paar Mal etwas besorgt angesprochen und ich habe auch mindestens einmal nicht richtig geantwortet (kein Bedürfnis zu antworten, sie war einfach „weit weg").

Sowas um 04:30 bin ich ins Bett gefallen ... konnte einfach nicht mehr. Das Unwohlsein war schon eine Zeit weg. Das mit dem Schlafen ging erstmal kräftig daneben, auf der einen Seite war ich hundemüde, aber doch irgendwie ein kleines bißchen speedy, somit hat es noch eine knappe Stunde gedauert, bis ich dann wirklich geschlafen habe.

Ich schlief bis nächsten Tag um drei und hab' dann erstmal versucht, mich mit einem großen Eimer Kaffee wieder in diese Realität zurückzuholen. Das sollte wohl nicht sein, nach knapp zwei Kannen Kaffee lief ich jedenfalls immer noch nett trancemäßig durch die Bude. Viel mehr zu erzählen gibt's eigentlich nicht, außer, daß dieser Trancezustand bis Dienstag angehalten hat und nicht unangenehm war.

Kleine Zusammenfassung zum Schluß:

- Menge: 10 Samen kleingebröselt als Tee

- Dauer: 3 Stunden bis Peak, effektive Dauer unbekannt - bin ja irgendwann schlafen gegangen, Trance über mehrere Tage.

- Denkmuster: Stark verändert, beschleunigtes Denken, vergleichbar mit höherdosiertem LSD (> 3 Papers). Veränderte Assoziation auf äussere Reize.

- Halluzinationen: Ja, allerdings nicht so interessant, vergleichbar mit niedrigdosiertem LSD. Übergänge zwischen Reizen von verschiedenen Sinnesorganen deutlich.

- Nebenwirkungen: 1-3 Stunden nach Einnahme Unwohlsein, ging bei mir bis zu einem leichten Brechreiz hoch, war aber nicht allzu unangenehm, ich habe auch nicht erbrochen, wahrscheinlich deshalb auch die langen Nachwirkungen. Bis Montag hatte ich Verstopfung, d. h. die Samen waren noch im Körper und haben wahrscheinlich immer noch nett Substanz abgegeben.

Ipomea purpurea - Trichterwinde, Morning Glory

Ipomea (1)

Ich nahm einmal einen übel schmeckenden Aufguß aus dreihundert gemahlenen Ipomea-Samen ein. Die ersten 5 Stunden traten keine Wirkungen auf, abgesehen von einem seltsamen Spannungsgefühl im Körper. Ich war nahe daran anzunehmen, daß die Samen wirkungslos wären. Nach dieser Zeitspanne begannen dann LSD-typische Wirkungen aufzutreten. Meine Freunde haben mir über positive Erfahrungen berichtet. Ich glaube weiterhin, daß Ipomea, z.B. verglichen mit psilocybinhaltigen Pilzen, unzuverlässig in der Wirkung ist.

Ipomea (2)

Die Samen müssen, um wirksam zu sein, entweder zerkaut werden, oder gemahlen sein. Es ist auch möglich, die Samen zu mahlen, mehrere Stunden in Wasser ziehen zu lassen, das ganze zu filtrieren und nur die Flüssigkeit zu trinken. Diese Methode erzeugt etwas weniger Übelkeit als die anderen. Allgemein setzte die Wirkung nach etwa einer halben Stunde ein und dauerte fünf bis acht Stunden. Häufigste Nebenwirkung war Übelkeit; diese begann etwa eine halbe Stunde nach der Einnahme und dauerte von wenigen Minuten bis hin zu einigen Stunden. Nicht selten kommt starke Mattigkeit vor.

Abhängig von der Dosierung traten bei mir und einigen Freunden folgende Wirkungen auf:

- Niedrige Dosis, 20 bis 50 Samen: Selten leichte visuelle Veränderungen, bei geschlossenen Augen beginnen Bilder zu erscheinen. Ruheloses auf-und-ab-Laufen wechselt sich mit ruhigem Liegen ab. Gegenstände und die Natur werden verstärkt wahrgenommen, die Verbindung zu anderen Personen wird verbessert. Ein Gefühl emotionaler Klarheit und der Ruhe ist häufig noch viele Stunden wahrnehmbar, nachdem alle anderen Effekte längst abgeklungen sind.

- Mittlere Dosis, 50-150 Samen: In diesem Bereich kommt es zu Veränderungen im räumlichen Sehen, zu visuellen und optischen Halluzinationen, intensiven Bildern bei geschlossenen Augen, stark gehobener Stimmung, und Synästhesien. (z.B.: Geruch wird gesehen, Geschmack gehört, etc.) Auch hier tritt anschließend das Gefühl der Ruhe und Klarheit ein.

Meskalin

Der Meskalin-Rausch unterscheidet sich deutlich vom Rausch unter LSD oder Psilocybin. Die Halluzinationen werden oft als weniger visuell empfunden. Es kommt häufig zu einer amphetaminähnlichen Anregung, gepaart mit einem allgemeinen körperlichen Gefühl der Beruhigung und der Müdigkeit.

Die Effekte brauchen länger als bei LSD oder Psilocybin, um einzutreten. Die Wirkung beginnt etwa eine Stunde nach der Einnahme und nimmt dann langsam an Intensität zu, um nach etwa drei Stunden den Höhepunkt zu erreichen. Sie hält bis 12 Stunden an.

Berichtet werden häufig: ein Gefühl der Entrückung, der Konzentration auf das Innenleben, Farbvisionen, phantastische Muster, Gebäude und Landschaften, seltener Gehörs- oder Geschmackshalluzinationen. Das Bewußsein bleibt klar, der Berauschte ist sich der Tatsache, daß das Erlebte eine Folge der Mescalineinnahme ist, bewußt. Noch überwältigender als die geschilderten Phänomene sind auftretende Gefühle, die mangels entsprechender Worte nicht beschrieben werden können.

Mexikanische Indianer benutzen den Meskalinrausch, um mit Wesenheiten einer anderen Dimension in Kontakt zu treten und sich in verschiedensten Fragen von diesen beraten zu lassen.

Abgesehen von anfangs oft auftretender Übelkeit und Erbrechen wird nur selten über körperliche Symptome geklagt: Druckgefühl über der Brust, Schweißausbrüche und ähnliches kommen gelegentlich vor.

Wie bei allen Halluzinogenen kann es auch bei Meskalin zur Aktivierung latenter Psychosen, zu „Horrortrips" (Halluzinationen mit extrem erschreckendem Inhalt) und selten zu Flash-backs (vorübergehender rauschähnlicher Zustand, der Tage oder Wochen nach Halluzinogen-Einnahme plötzlich auftritt) kommen. Meskalin erzeugt keine körperliche Abhängigkeit.

Mitragyna speciosa - Kratom

Im November, der Regenzeit, machte ich handfeste Erfahrungen mit dieser Pflanze auf Ko Pha Ngan. Ein Thai-Freund kündigte mir etwas ganz Besonderes aus. Dann holte er einen kleinen Plastikbeutel heraus und stopfte die Bong. Zwar waren an diesem Abend auch andere Kräuter in der Bong, aber ich bin ja schon einiges gewöhnt und nach dem dritten oder vierten Kraton-Rauch lag ich in der Ecke, mein Freund grinste und meinte lakonisch „Kraton!" Die Wirkung war auf meinen Kreislauf brachial, auf den Kopf genial - naja, schwer zu beschreiben körperlich wie Datura, mit einer stark halluzinogenen Komponente, mehr visuell als akustisch - diese Gesichter! Schwindel, „in der Ecke liegen", Schwitzen, beides etwa 10 Minuten lang und Herzrasen. Jedoch nicht beängstigend wie bei Nachtschattengewächsen.

Myristica fragrans - Muskatnuß

Muskatnuß-Erfahrung (1)

Es ist Freitag, ich entschloß mich auszuprobieren, was an dem ganzen Gerede über Muskatnuß dran ist.

8.15 Uhr. Ich nahm einen Eßlöffel gemahlene Muskatnuß ein.
9.15 Uhr. Ich nahm einen weiteren Eßlöffel gemahlene Muskatnuß ein.
11.15 Uhr. Ich nahm einen weiteren Eßlöffel gemahlene Muskatnuß ein.

Um etwa 12.30 Uhr fühlte ich den Beginn eines Rauschzustandes, der langsam an Intensität zunahm. Um 15.00 Uhr hatte dieser die Intensität eines mäßigen Marihuanarauschs. Der Höhepunkt war gegen 17.00 Uhr erreicht; anschließend ging ich zu Bett.

Die Wirkungen hielten den ganzen Samstag an, obwohl sie nicht mehr so intensiv wie Freitag Nacht waren.

Sonntag morgen waren alle Wirkungen verschwunden. Erwähnenswert scheint mir, daß ich außer einer ausgeprägten Schläfrigkeit keine der häufig beschriebenen Nebenwirkungen erlebt habe, wie etwa Kopfschmerzen oder Übelkeit. Das ganze Erlebnis glich einem mittleren Marihuanarausch, ohne irgendwelche Halluzinationen. Aber möglicherweise sind dafür höhere Dosen notwendig. Einen entsprechenden Versuch will ich nächste Woche unternehmen.

Muskatnuß-Erfahrung (2)

Ich erhole mich gerade von einer schrecklichen Erfahrung. Dienstag Abend um 22.30 Uhr nahm ich fünf Eßlöffel gemahlener Muskatnuß ein. Heute, zwei Tage später, leide ich immer noch unter einem schweren Kater.

Am Anfang empfand ich die normale Anregung, etwas Euphorie, aber nicht wesentlich mehr, als das, was man erlebt, wenn man zwei Teelöffel einnimmt. Bis dahin war alles in Ordnung, ich fühlte mich gut und schlief gegen 1.30 Uhr ein.

Gegen 3.00 Uhr wachte ich auf und alles drehte sich um mich, so als ob ich betrunken wäre.

Ich erwachte das nächste Mal gegen 9.00 Uhr und stand auf. Ich war entsetzlich durstig, mein Mund war vollständig trocken. Ich hatte Schwierigkeiten zu gehen, mir war extrem schwindlig. Als ob ich keine Kontrolle über meinen Körper mehr hätte. Durch jede Bewegung, die ich machte, wurde mir übel. Gegen 9.30 Uhr hatte ich es geschafft, ein Glas Wasser zu trinken; anschließend brach ich auf dem Küchenfußboden zusammen, wo ich bis Mittag schlief.

Ich dachte, ich sollte etwas essen, war aber immer noch viel zu fertig, um irgend etwas zu tun. Ich geriet in Panik und dachte, ich hätte Selbstmord begangen. Mein Körper fühlte sich an, als ob er mit dem Boden verschmelzen würde; ich fühlte mich, als ob ich vollständig aus Lava bestünde, ein ziemlich sonderbares Gefühl. Ich kroch - und das ist wörtlich zu nehmen - wieder aufs Bett und schlief bis 6.00 Uhr wie ein Stein. Dann brachte ich es fertig, etwas zu essen. Inzwischen schaffte ich es wieder, etwa eine halbe Minute aufrecht stehen zu bleiben. Ich sah mir etwas im Fernsehen an, döste dabei immer wieder kurz ein. Ich schaute mich selbst im Spiegel an; ich sah schrecklich aus, eingesunkene, rote Augen, usw. Ich ging wieder zu Bett und wachte heute morgen um 11.30 Uhr mit einem furchtbaren Kater auf. Ich fühlte mich, als ob ich gestern und heute eine starke Grippe gehabt hätte.

Abgesehen von einigen seltsamen körperlichen Gefühlen und Wahrnehmungen war auch diese Dosis nicht halluzinogen. Ich erlebte keine Änderung der visuellen oder Farbwahrnehmung, wie ich sie schon mal bei niedrigerer Dosis erlebt hatte. Vielleicht war ich auch blos zu schläfrig gewesen, um irgend etwas davon zu merken. Ich denke, ich werde meine Experimente mit Muskatnuß beenden, obwohl ich den Geschmack wirklich mag. Die Leute, die sich beschweren, sie bekämen Muskatnuß wegen des Geschmacks nicht runter, nehmen wahrscheinlich kein frisch gemahlenes Material.

Muskatnuß-Erfahrung (3)

Schon vor der Lektüre Deines Buches habe ich einige Versuche mit Muskatnuß unternommen. Die körperlichen Auswirkungen entsprechen fast genau den ersten beiden Erfahrungsberichten, besonders bei einer Dosis von 3 Eßlöffeln, die ich niemals wiederholen werde. Der halluzinogene Effekt hat zugenommen und sich intensiviert, nachdem ich mehrere Versuche hinter mir hatte und wußte, wie ich mich auf die Droge einstellen mußte. Seitdem hatte ich schon bei kleinen Mengen - wie z.b. einem Teelöffel voll - wunderbare, angenehme Erlebnisse, die zum Teil sehr real waren.

Muskatnuß-Erfahrung (4)

Ich habe Muskatnuß vor Jahren probiert. Ganz gleich, wie viel ich nahm: nichts. Ich nahm es mit allem Möglichen ein; Wasser, Milch, Soda: es schmeckte immer scheußlich. Danach - nichts. Die Nacht verging, am nächsten Morgen: die Wände drehten sich ein bischen, mehr nicht.

Nachtschattengewächse - Bilsenkraut, Stechapfel, Engelstrompete

Hans Peter Duerr schreibt in dem sehr empfehlenswerten Buch *Traumzeit. Über die Grenze zwischen Wildnis und Zivilisation*: „Die Nachtschattengeister wollen nicht zum Spaß gerufen werden und die Tickets, die sie austeilen, sind bisweilen einfach. Es fehlt die Rückfahrkarte."

Kommentar zu Nachtschattendrogen

Seid **sehr** vorsichtig, wenn ihr mit irgendetwas experimentiert, daß in die Klasse der Inhaltsstoffe von Tollkirsche, Stechapfel, Bilsenkraut usw. fällt. Ich spreche aus Erfahrung; diese Stoffe haben einen sehr engen Wirkungsbereich, der sehr stark von eurer persönlichen Toleranz abhängt.

Die Halluzinationen sind, anders als bei LSD, real. Das bedeutet, ihr seht etwas, was tatsächlich nicht existiert.[1] Ich erlebte deutliche Krämpfe des ganzen Körpers und ein schweres allgemeines Vergiftungsgefühl. Ich weiß nicht, ob ich das jemals wieder nehmen werde, obwohl es eine nicht uninteressante Erfahrung war.

---

[1] Anm. des Autors: Dieser Kommentar stammt nicht von mir. Ich selbst bin überzeugt davon, daß unter Drogeneinfluß Gesehenes oft mehr Realität und Bedeutung besitzt als gemeinhin angenommen wird. Ich habe *Psychedelischer Neo-Schamanismus* mit Begeisterung übersetzt, weil ich mich mit weiten Teilen des Inhalts identifizieren konnte, bzw. weil Jim DeKorne dort wunderbar ausdrückt, was ich gerne selber geschrieben hätte. Aber hier in diesem Buch sollte möglichst jede Meinung zu Wort kommen.

Bilsenkraut

Freunde auf Mallorca kochen einmal im Jahr einen reduzierten Tee aus der Wurzel des Bilsenkrauts. Sie berichten, die auftretenden Halluzinationen seien so real, daß eine Unterscheidung zur Alltagsrealität fast unmöglich ist. Eine weitere unangenehme Nebenwirkung ist die häufig autretende spontane Aggressivität. Die letzte Feier kostete sie den Fernseher, die Anlage, Geschirr, usw.

Erfahrung mit Datura aurea - Engelstrompete

Diese auch als Brugmansia bekannte Nachtschattenpflanze mit den großen gelbweißen Trompetenblüten wächst vielorts als Zierpflanze in den Vorgärten. Voriges Jahr machte ich mir aus zwei Blüten und fünf großen Blättern einen Tee. Von dem abgestandenen Sud trank ich eine Kaffeetasse voll. Nach einer 3/4 Stunde stellte sich starkes Taubheitsgefühl im Rachenraum und in den Beinen ein. Neben Mundtrockenheit traten nach über einer Stunde Pupillenerweiterung, Gleichgewichtsstörungen und Zuckungen auf. Ich konnte kaum sprechen. Was ich aß oder trank, schmeckte sehr sauer. Nach 2 Stunden war der Höhepunkt erreicht. Zeitweise hatte ich optische und akustische Halluzinationen, die äußerst real erschienen. In den frühen Morgenstunden schlief ich dann ein. Als ich aufwachte, hatte ich nochmal eine Art Traumsequenz. Ich unterhielt mich mit zwei nichtanwesenden Freunden und wir rauchten zusammen Zigaretten. Den ganzen nächsten Tag fühlte ich mich noch benommen und hatte das Gefühl, das mich eine nichtanwesende Person beobachtet.

Datura-Erfahrung - Stechapfel

Nachdem ich vorher ab und zu Stechapfelsamen geraucht und auch mal ein wenig gegessen hatte, fuhr ich mir eines Abends einen gehäuften Eßlöffel dunkelbrauner, unzermahlener Stechapfelsamen ein. Das letzte, woran ich mich erinnern kann, ist, daß ich ein bis zwei Stunden später dachte, ich liege im Sterben - mein Herz wollte zerspringen.

Das nächste, an das ich mich wieder erinnern kann, ist der nächste Nachmittag. Ich saß (wie üblich) mit Freunden und Bekannten in meinem Zimmer am qualmen und erzählen. Ich sprach mit dem mir gegenüber Sitzenden, fragte ganz kurz jemanden neben mir irgendwas, und wollte mich weiter mit meinem gegenüber unterhalten. Aber, Potztausend, der hatte sich in Luft aufgelöst. „Hast Du das gesehen", fragte ich den neben mir Sitzenden„„der Dings ist...". Jetzt war der auch weg!!! Das brachte mich erstmal ganz schön aus dem Gleichgewicht. Ich glaube etwa um diese Zeit errinnerte ich mich (zumindest zeitweilig und mit Konzentration) daran, woher das kommen könnte. Hatte ich nicht gestern Stechapfel geschluckt?

Mit der Zeit verschwanden meine Freunde immer öfter, nebenbei informierte ich noch meine Mutter, daß meine Ex-Freundin nebenan vergewaltigt würde (ich war absolut sicher), dann wurde es langsam ruhiger.

Meine Mutter erzählte mir später u.a., daß sie in der Nacht Geräusche aus der Küche gehört hat und beim Nachsehen mich im Dunkeln, mitten in der Küche auf einem Stuhl stehend, vorgefunden hat. Ich fummelte mit den Armen in der Luft rum, als ob ich in einem Bücherregal rumsortieren würde. Erst nach mehrmaligem ansprechen (anschreien) nahm ich plötzlich Notiz von ihr. Ich sah meine Mutter „völlig verwirrt" an und verzog mich dann in mein Zimmer. Ich soll die ganze Nacht mehr oder weniger laut geredet haben. Meine arme Mutter war kurz davor, die Weißkittel zu rufen (Schwein gehabt). Nach fünf Tagen konnte ich auch wieder lesen.

Eine Woche später hatte ich übrigens das „Vergnügen", einen Freund mit etwa der gleichen Stechapfeldosis eineinhalb Tage bei mir beherbergen zu dürfen.

Genau dasselbe wie bei mir!!! Er redete stundenlang mit Leuten, die gar nicht da waren, stand, nachdem er auf's Klo wollte, stundenlang im Dunkeln in der Toilette (ohne zu pissen), sortierte oder bediente irgendetwas undefinierbares (fummelte in der Luft rum), kurz; er war voll in einer anderen Welt.

Er drehte sich beispielsweise imaginäre Zigaretten (und zwar absolut perfekt) und rauchte sie stilvoll (mit Tabakkrümel ausspucken, Asche runterfallen und Finger verbrennen beim Ausdrücken im nicht vorhandenen Aschenbecher). Als ich ihm mal (als Experiment) eine richtige Zigarette in die Finger drückte, war er plötzlich völlig verwirrt und ließ sie nach ein paar Sekunden einfach fallen. Sein Gesichtsausdruck dabei muß dem meinigen ziemlich nahegekommen sein, als meine Mutter mich in der Küche ansprach, oder besser anschrie.

Da wir beide nichts Besonderes „im Kopf" hatten, waren unsere „Hallus" auch dementsprechend. Wir redeten mit unseren Freunden, rauchten Zigaretten, halt das was man sonst auch machen würde. Hätte ich beispielsweise kurz nach dem Lesen von „Herr der Ringe" nur noch Elben im Kopf gehabt, hätte ich mich mit Sicherheit mit Herrn Elrond unterhalten, wahrscheinlich mit Orks gekämpft, mich vor den schwarzen Reitern versteckt und mit Zwergen gestritten.

Passiflora incarnata - Passionsblume

Vor einiger Zeit kochte ich zusammen mit vier Freunden fünf Pfund frische Passionsblumenblätter und -stengel in drei Portionen Wasser ein. Genauer gesagt kochten wir das Ganze ziemlich stark ein, füllten den Topf wieder mit Wasser auf, kochten wieder ein, und wiederholten den Prozeß noch einmal.

Fünf Personen nahmen das Ergebnis zu sich; verdünnt mit etwas Wasser und unter Hinzufügung von Zucker und Zitronensaft. Eisgekühlt schmeckte diese Mischung ausgezeichnet.

Nach etwa 20 Minuten veränderte sich unser aller Verhalten. Wir benahmen uns alle etwas „ursprünglicher." Wir waren ziemlich energiegeladen, leicht euphorisch und hatten eine veränderte Farbwahrnehmung. Dieser recht angenehme und auch lustige Zustand dauerte etwa drei Stunden und war von tiefem Schlaf gefolgt, in dem alle Beteiligten einige recht tiefgründige Traumerfahrungen machten.

Peganum harmala - Steppenraute

Letztes Wochenende nahm ich sieben Gramm Steppenrauten-Samen ein. Nie wieder. Es kam zu einigen interessanten visuellen Halluzinationen und zu einem narkotischen Effekt. Aber es kam auch zur schlimmsten Übelkeit und zum schlimmsten Erbrechen meines Lebens. Auch am nächsten Tag fühlte ich mich noch krank und fertig.

Piper methysticum - Kava-Kava.

Kava-Erfahrungen(1) Alle Quellen besagen, dass Kava erst gekaut und dann in Wasser eingeweicht werden muß, um voll zu wirken. Ich habe 15 Gramm abgewogen, zwei Teelöffel davon eingeworfen und begann zu kauen. WÜRG. Schmeckte wie Stroh, vermischt mit Seife, daneben etwas scharf und zusammenziehend. Nach kurzer Zeit stellte sich Betäubung der Mundschleimhaut ein (als wenn ich ein Schleimhautanästhetikum genommen hätte), was mir bewies, daß offensichtlich irgendwas in den holzigen Wurzelstücken drin war.

Der sehr reichlich fliessende Speichel darf laut Lewin bei der Prozedur nicht geschluckt werden, sondern muß in ein Gefäß mit wenig Wasser gespuckt werden, zusammen mit den möglichst zu Brei zerkauten Holzstückchen. Nach drei Maulvoll gab ich die eklige Prozedur auf und verkürzte sie, indem ich den Rest in einer Handmühle zermahlte, wobei sich einiges Harz zeigte, und das Holzmehl kurz durchkaute, da angeblich Enzyme des Speichels eine Rolle spielen. Nachdem ich das Ganze eine Stunde stehengelassen habe, habe ich dann abgeseiht und getrunken, was sich im Vergleich zum Kauen vorher als problemlos erwies.

Die Wirkung: etwa innerhalb von 15 Minuten setzt starke Beruhigung, leichte Gleichgültigkeit und Euphorie ein, die nach etwa einer Stunde voll ausgeprägt ist. Die Wirkung ist der von Tranquilizern vergleichbar, aber angenehmer, weniger künstlich. Ach ja, hungrig wurde ich dann auch schnell und irgendwie macht das Essen mehr Spass. Woher kenn ich das blos. Das Ganze hielt an, bis ich nach etwa drei Stunden ins Bett ging. Irgendwelche Nach- oder Nebenwirkungen konnte ich nicht feststellen, ausser vielleicht, daß ich mich plötzlich stark zu meiner Freundin hingezogen fühlte.

Bei mehreren späteren Versuchen, auch mit geringeren Mengen und ohne Kauen, nur die gemahlene Wurzel über Nacht eingeweicht und abgeseiht, trat die sexuelle Wirkung wieder auf. Der sexuelle Akt wurde von mir deutlich intensiver erlebt, die Erektion war härter als sonst. Das, und das stürmischere Verhalten, wurde auch von meiner Freundin, die selbst nichts eingenommen hatte, deutlich wahrgenommen und durchaus positiv erlebt.

Kava-Erfahrungen (2)   Der Rausch ähnelt dem Alkoholrausch, es kommt zu einer kurzen Euphorie, Entspannung und dem Wegfall sozialer Hemmungen. Aber es gibt keinen Kater. Viele enttäuscht es, daß die geistige Wachheit nicht beeinträchtigt wird, obwohl sie glücklich und zufrieden werden. Sie lehnen die ungewohnte Nüchternheit ab und fliehen zurück in die Benommenheit des Alkohols.

Kava-Erfahrungen(4)   Joo, ich habe ihn probiert. Folgende Zubereitung: 30g Kava-Wurzelpulver in 500ml Wasser 5 Minuten gekocht und dann für 24 Stunden in den Kühlschrank. Dann langsam getrunken.

Eindruck: Noch nie sowas widerliches getrunken, lokalanästhesierende Wirkung (Lippen und Mund werden völlig taub), ein echt ekliger Brei. Aber mit deutlicher Wirkung, die leider ziemlich schwer zu beschreiben ist. Eine deutliche Entrücktheit bzw. Veränderung der Wahrnehmung/Umgebung. Dabei allerdings geistig erstaunlich klar.

Fazit: Nicht noch mal, es ist einfach zu eklig. Es sei denn jemand kennt ein besseres Rezept, obwohl ich bezweifle, daß man *diesen* Geschmack irgendwie überdecken kann.

Kava-Tips(1)   Soviel Wasser in eine Schüssel, wie man trinken will, ca. 1,5 bis 2 Liter. 1 bis 2 Handvoll Kava gibt man in ein Musselintuch, läßt einweichen, drückt aus, immer wieder, bis das Wasser richtig milchkaffeebraun geworden ist. Trinken und spüren, wie die Zunge zuerst taub wird. Trinkt man genug, einige Liter, werden alle Muskeln genauso taub....

Kava-Tips(2)   Eine sehr gute Methode um Kava-Kava zuzubereiten: die zerkleinerten Wurzelstücke *[am besten als Pulver. Der Autor.]* in Milch geben und ziehen lassen, dann auspressen oder abseihen. Sehr ergiebig, da die Kavapyrone nicht wasser- sondern fettlöslich sind - genau wie beim Hanf.

Psilocybinhaltige Pilze

Spitzkegliger Kahlkopf, hohe Dosis

Vor ein paar Jahren warf ich, mehr oder weniger aus Versehen, ein paar *semilanceata* zuviel ein. Damals habe ich die Pilzchen noch nicht abgewogen, sondern nach Gutdünken genommen. Ich habe mir in einer halben Stunde wohl an die 4 Gramm (vielleicht 100 „Standard"-Pilze) reingetan – ich Wahnsinniger. Das wären etwa 40mg Psilocybin und 8 - 12mg Baeocystin.

Auf dem vollen Schub hatte ich eine Optik, als würde ich durch eine Röhre gucken, ich sah nur das, worauf ich genau schaute, der Rest war Schwarz. Mein Gehirn war wie aus Stein. Auch wußte ich nicht mehr, wovon ich überhaupt drauf war. Ich versuchte darüber nachzudenken: „Das muß eine Droge sein, das ist nicht normal... Ob ich Haschisch angetestet habe? Nein, Haschisch kennst Du doch schon länger, das hast Du bestimmt schon mal probiert... das Feeling müßtest Du kennen... Nein, das ist es nicht!... Hier stimmt was nicht, was kann das sein?"

Ich hatte das Gefühl, als ob jedes Wort erst von mir erfunden werden mußte. Ich mußte mich sehr konzentrieren, um denken zu können. Die Gedanken waren unglaublich zäh und langsam! Möglicherweise habe ich den ganzen Pilztrip damit verbracht, herauszubekommen, was mit mir los ist. Plötzlich sah ich vor meinem inneren Auge eine grüne Wiese und da kam es mir wieder: „Richtig, Ich bin auf Pilz!!! Na, dann ist ja alles in Ordnung!" Das Wissen worauf ich war, beruhigte mich sehr, wenig später kam ich runter.

Wenn mein Gehirn nicht dermaßen aus Stein gewesen wäre, wäre ich bestimmt auf einen Horror erster Güte gelangt. Aber mein zähes Denken ließ erst gar keinen Horror zu (nur eine Art Beunruhigung). Ein Stein bekommt schließlich keinen Horror!

Psilocybe semilanceata - Shroominded, 29.11.1993

Obwohl die gesammelten Pilze schon seit einem Monat in meiner Schublade herumliegen, hat sich erst heute eine günstige Gelegenheit ergeben, die Kahlköpfe zu verspeisen. Auf Set und Setting kann man gar nicht genug achten, vor allem, wenn man eine solche Substanz zum ersten Mal zu sich nimmt.

Nachdem der Versuch, die Pilze mit dem Mörser zu zerkleinern, scheitert, besorgt Hamlet einen Kräuter-Häcksler. In einem Anfall jugendlichen Leichtsinns schütten Hamlet und ich die Pilze einfach in unseren Tee, was ziemlich eklig schmeckt. Wir nehmen uns vor, beim nächsten Mal Orangensaft zu verwenden. Hamlet schließt die Zimmertür ab, Kirsten macht den ersten Eintrag in unser Protokoll: „15:35 — Einnahme der zerhackten Pilze (Psilocybe Semilanceata; insg. ca. 140 Stück (klein) / 2.5g trocken / 2 Personen) in schwarzem Tee mit/ohne Milch."

Das Einsetzen der Wirkung erfolgt wesentlich rascher als bei gegessenem Haschisch. Schon nach zehn Minuten sind erste Effekte festzustellen (Kribbeln im Körper, leichte Übelkeit); nach 25 Minuten geht die Post ab. Die Wirkung steigert sich nicht stetig, vor allem bei Hamlet zeigen sich in der ersten Stunde starke Schübe, die er als recht unangenehm empfindet.

Hamlet und ich erleben zahlreiche Phasen, die sich teilweise in Nuancen, teilweise erheblich voneinander unterscheiden. Besonders hervorzuheben sind drei Abschnitte:

Der Kampf / die Metamorphose: Da es das erste Mal ist, sind wir recht unsicher und wissen nicht, was uns erwartet. Es findet ein mehr oder weniger starker Kampf zwischen dem Pilz und dem Verstand/Mind statt. Es zeigen sich hauptsächlich körperliche Symptome wie Zittern, fehlende Kontrolle, Übelkeit; Hamlet, der wahrscheinlich eine höhere relative Dosis erwischt hat, spricht von Schmerzen. Die ersten visuellen Halluzinationen treten auf. Die Schübe werden nicht mehr als so stark empfunden. Das alte Ich existiert nicht mehr. The drug takes control. Ich denke, zu diesem Zeitpunkt wird aus Hamlet Gaphod und aus Karik Pa'Gung. Diese Namen haben wir uns allerdings erst abends gegeben.

Distanz von der konventionellen „Realität": Hamlets Zimmer wird zum Mikrokosmos. Hamlet und ich stehen nebeneinander auf dem Teppich. Die Dinge auf dem Teppich scheinen viel weiter unten zu sein. Der Raum wirkt größer, auch Kirsten und Helge sind weit entfernt. Hamlet und ich hingegen fühlen uns sehr verbunden und erleben alles recht ähnlich. In gewisser Weise wird alles um uns herum zur Kulisse. Wir kommen uns vor wie Schauspieler, die in einen Film „ge-blueboxed" werden.

Integration in die Realität: Wir sitzen wieder mit Kirsten und Helge zusammen. Alles erscheint wesentlich wirklicher und intensiver als sonst (wenn man es in Worte fassen möchte). Hamlet betrachtet uns als einen Stamm von Kriegern, ich empfinde uns als eine Gruppe von Indianern, die um ein Lagerfeuer sitzen; es ist kein visuelles Bild, nur eine Beschreibung der Atmosphäre, die mir wahnsinnig dicht erscheint. Objektive Beschreibung: Es ist recht kühl, da beide Fenster halb geöffnet sind; auf dem Boden stehen in der Mitte einige brennende Teelichte, die Wände sind dunkelgrau gestrichen. In meinem *atmosphärischen Bild* sind wir zusammen nachts auf einem Hochplateau. Die Kälte ist trotz meines T-Shirts angenehm, fühlt sich nach Nebel an. Und wir sitzen ums Lagerfeuer und palavern. Wir schwatzen nicht, wir palavern. In erster Linie sind wir. Das Fühlen wird zur Hauptsache. Die Energie ist im Bauch, nicht im Kopf. Hamlet und ich fühlen uns wacher und klarer als je zuvor, wir fühlen uns wie erwacht. Das meiste dessen, was in uns vorgeht, können wir den anderen nicht beschreiben, und auch jetzt kann ich mir diese Gefühle nicht vergegenwärtigen, geschweige denn sie niederschreiben. Doch auch der Rest, für den es in unserer Sprache bereits Worte gibt, ist für mich im Nachhinein beeindruckend genug.

Shroomind: Die Basis dessen, was wir zumindest während der zweiten Hälfte unseres Trips empfinden, ist etwas, das ich die *general allrightness of all things* nennen möchte. Alles ist gut. Es gibt nichts, weswegen man sich Sorgen machen müßte. Und: Alles ist egal. Das hört sich an wie „Das juckt mich nicht!" oder „Ist mir egal!", aber das ist nicht das gleiche. In diesem *Alles ist egal* schwingt keine Interessenlosigkeit mit. Alles ist interessant, und alles verdient Aufmerksamkeit. Alles ist egal, weil alles gut ist. John C. Lilly, der bekannte Delphin- und Bewußtseinsforscher charakterisiert den Zustand der höchsten Erleuchtung als *erhabene Gleichgültigkeit.* Ich will mir nicht anmaßen, diesen Zustand erlebt zu haben, aber dies ist anscheinend die Richtung, in der wir uns bewegen.

Wir wünschen, daß alle Menschen immer so fühlen könnten. Man möchte dieses Gefühl teilen, auch mit den Eltern, denn sie verstehen nicht. Die Gewißheit, daß wir diese Dimension wieder verlassen werden, macht uns etwas melancholisch. Trotzdem ist immer noch alles gut.

Doch es gibt weitere interessante Erkenntnisse, die mir auch nüchtern nicht wie Spinnereien erscheinen: In der Regel assoziiert man Drogen mit Sucht und Zwang. Ich muß jedoch feststellen, daß der Pilz zumindest bei mir eine genau entgegengesetzte Wirkung hat: Ich fühle mich von zahlreichen Zwängen befreit. Anders als beim Hasch verspüren wir keinen Drang, wahnsinnig viel zu essen. Unter dem Einfluß des Pilzes spüren wir: Der Körper braucht nichts. Es genügt uns, zu sein.

Wir sind ganz auf den Augenblick konzentriert, unterhalten uns, soweit es für unser Empfinden Worte gibt und lassen uns von der Musik wärmen. Die unmittelbare Umgebung steht im Vordergrund. Es erscheint uns absurd, den Fernseher einzuschalten und geradezu schwachsinnig, eine Droge wie Alkohol oder Haschisch zu uns zu nehmen. Am Abend, auf Hamlets Party(!) ist für mich ein Glas Wasser das köstlichste Getränk, und auch nach zwei weiteren Tagen verspüre ich kein Bedürfnis, Alkohol zu trinken.

Als ich gegen Ende allein im Zimmer bin, stelle ich mich vor den Spiegel und schneide Grimassen. Ich erkenne mein eigenes Gesicht nicht wieder, komme mir teilweise vor wie ein Alien. Ich erschrecke jedoch nicht, sondern betrachte meinen jeweiligen Gesichtsausdruck mit Interesse. Ich wundere mich über diese Bandbreite, die nie zum Einsatz kommt.

Beim Betrachten des Bodens fallen Sprünge bzw Verwerfungen in der Struktur des Teppichs auf, die anzudeuten scheinen, daß die Datenübertragung zwischen Auge und Gehirn nicht mehr wie gewohnt läuft. Wenn man sich auf diese

Struktur konzentriert, kann man die unterschiedlichsten Effekte erleben (Pulsieren, plastische Wellen, Würmer etc). Dies ist für mich die Bestätigung — das direkte Erleben — der erkenntnistheoretischen These, daß das Gehirn die Wirklichkeit durch die Sinnesorgane nicht objektiv wahrnimmt, sondern die Sinneseindrücke, nachdem sie gefiltert und bewertet wurden, als objektive Realität ausgibt.

Auch im intellektuellen Bereich gibt es keine Filter mehr, die einem irgendwelche Prioritäten vorgeben (was möglicherweise nicht nur Vorteile hat). In Gesprächen macht es Spaß abzuschweifen und den verschiedensten Ideen auf einem Teil ihres Weges zu folgen. Die Welt ist in gewisser Weise mit einem Fraktal vergleichbar, das nicht an Komplexität verliert, egal auf welcher Vergrößerungsstufe man sich befindet. Man ist nicht mehr in der Alltagsrealität, es gibt keine Notwendigkeit mehr, schnell Entschlüsse zu treffen, sich Meinungen zu bilden und diese anderen gegenüber zu verteidigen. Alles ist interessant. Alles verdient Aufmerksamkeit.

Unter dem Einfluß der Pilze fühle ich mich natürlicher, ursprünglicher. Es gibt keine Rollen, die man spielen muß, keine Territorien, die zu verteidigen sind, es gibt keine Spiele mehr — zumindest tendenziell!

Auch nach inzwischen vier Tagen hält eine positive Grundstimmung an.

Karik

Psilocybe cubensis, Überdosis

Die meisten hatten Pilze dabei und man teilte sie mit denjenigen, die keine hatten. Axel und ich hatten keine Kahlköpfe, sondern Cubensis. Da ich vor ein paar Wochen etwa zwei Gramm Cubensis angetestet hatte und mich damit völlig unterdosierte (etwa 0,3% Psilocybin in den Trockenpilzen), erschien mir eine Dosis von fünf Gramm angemessen.

Fataler Fehler!!! Diese etwas spätere Ernte war nämlich wesentlich gehaltvoller - mindestens 0,7% Psilocybin in den Trockenpilzen. Wir beide hatten also jeder mindestens 35 mg Psilocybin intus (etwa gleichzusetzen mit 80 Kahlköpfen mittlerer Größe). Normalerweise ist etwa die Hälfte davon das Höchste, was ich mir freiwillig noch antue. Da Axel und ich uns innerhalb einer Stunde in sabbernde, zuckende Materieklumpen verwandelten, bekamen wir in den folgenden drei Stunden leider nicht viel von unserer Umgebung mit.

Das erste, an das ich mich wieder deutlicher erinnern kann, war, daß ich dachte meine Zahnbrücken wären abgebrochen oder ich hätte den Kiefer gebrochen. Meine Zunge sagte mir, das in meinem Mund nichts da ist, wo es hingehört. Der darauffolgende Adrenalinschub (bei dem Gedanken an Zahnartzt, Operation, Schmerzen, Krankenhaus) schleuderte mich wieder ins Nichts.

Später, nachdem ich wieder einigermassen wußte, wer und wo ich war, wandelte ich alleine auf dem Hochwasserdamm in eine Decke gehüllt umher und gab mich ganz meinen Halluzinationen hin. Diese waren noch immer sehr stark und aufdringlich, geradezu grell, allerdings einigermassen erträglich im Gegensatz zu den Sternenexplosionen eine Stunde nach der Einahme - unbeschreibbar, das muß die Geburt des Universums gewesen sein. Auffallend war, das die üblichen Gittermuster sich ständig mit Harzdrüsen „behaarten" - ich muss wohl in der letzten Woche zu oft meine blühenden Cannabispflanzen begutachtet haben. Meine eigene Optik ließ kaum die Realität durch, ich watete in diesen Muster bildenden behaarten Gitterlinien rum, wie durch einen flachen Teich, vorsichtig mit den Füßen tastend, den Untergrund nicht sehend. Zum Glück leuchtete das Lagerfeuer wie ein Leuchtturm, so daß ich wieder zu unserem Platz zurückfand.

Nach und nach verstand ich wieder Wörter, später sogar ganze Sätze und ab etwa 2:00 Uhr formulierte ich sogar eigene. Den Rest der Nacht blieb ich am Lagerfeuer, ließ den Pilz von dem Feuer absorbieren und gab platte Weisheiten von mir. Diese letzte Phase war übrigens recht gemütlich.

Salvia divinorum - Zaubersalbei, Ska Maria Pastora

Salvia geraucht

... Ich rauchte zwei Köpfe, diesmal aber nicht so kleine. Die Anlage röhrte und die schlagartige Realitätsveränderung von Salvia hat mich regelrecht aus den Socken gehauen. Wie auf Acid merkte ich einen starken Druck auf dem Brustkorb, der von unten nach oben drückt oder zieht. Dieser ist unglaublich stark und ich fühlte mich wirklich regelrecht „hochgefahren". Auch vergleichbar mit einem Rülpser, den man im Hals stecken hat und der nicht raus kommt. Ich sprang vom Sofa auf, um dem Druck entgegenzuwirken und könnte nur „Was geht denn jetzt ab?" feststellen, denn alles war anders. Die Sonne schien und alles war hell und strahlte und leuchtete. Salvia setzt von einer auf die andere Sekunde mit voller Wucht ein. Der Druck setzt ca. 30 Sekunden nach dem Rauchen ein und verschwindet nach wenigen Minuten.

Die Musik-Veränderung erstaunte mich am meisten. Nach dem Rauchen wurde sie lauter und viel viel dumpfer und irgendwie wesentlich „fetter", „satter". Die innere Ausgeglichenheit ist so stark, daß schnelle Musik nicht wirkt und den „Geist" nicht auf Touren bringen kann. Normalerweise werde ich von schnellerer Musik innerlich auch schneller. Auf Salvia ist es aber umgekehrt. Die eigene Ruhe wirkt sich auf die gehörte Musik aus und läßt diese langsamer erscheinen. Es ist leicht, Musik partiell zu hören und ich kann ohne Anstrengung Teile herauskristallisieren, während die anderen Teile im Hintergrund fast unhörbar verschwinden. Das geht spielend!

Ich habe einen kleinen Palmtop-Rechner, auf dem ich mir Notizen zur Wirkung gemacht habe. Beim Schreiben fällt auf, daß auch dies spielend geht und ich nicht überlegen mußte, um etwas in Worte zu fassen. Nur der Gedanke an das Auszudrückende reicht und der Rest sprudelt von selbst aus mir heraus. Normalerweise schreibe ich je nach Stimmung langsamer als ich denke, da ich erstmal lange brauche, um die Worte zu finden, die ich haben möchte. Auf Salvia ist der Zugriff auf das Gehirn blitzschnell! Und nicht nur für Worte. Zitat von mir auf Salvia: „kreativität wird praktisch von selbst an die hand genommen und zu den richtigen punkten geführt - formulieren geht ganz hervorragend - sehr eindrucksvoll und erstaunlich"...

... Auch er bestätigte den dumpfen Sound, die langsamere, lautere Musik, und den Druck nach oben. Beide hörten wir aus einer uns bekannten CD zum ersten Mal jedes Wort eines Songs heraus, was im Normalzustand fast unmöglich ist, da die verzerrte Stimme kaum aus dem Rest des Lärms heraushörbar ist. Auf Salvia war die Stimme „völlig klar!" Wie auf Acid sah ich auch bei geschlossenen Augen meine Arme. Wir kamen dann auf die Idee auszuprobieren, ob ich seine sehen könnte. Ich legte mich auf das Sofa-Ende, er machte das Licht aus und bewegte seinen Arm ca. eine Armlänge über meinen Kopf. Ich konnte seinen Arm mit geschlossenen Augen deutlich sehen und links, mitte, rechts oder Bewegung erkennen. Er probierte es auch und konnte kurz meinen Arm sehen und ebenfalls korrekt orten, war dann aber nicht mehr fähig, den Arm zu sehen.

Beide sahen wir bei geschlossenen Augen Muster, aber auch nur, wenn wir uns stark darauf konzentrierten. In der Mitte war ein helles und größeres Licht, das unweigerlich die Aufmerksamkeit auf sich zog. „visuell: mitte heller punkt, drumherum wie an einem röhrenrand sowas wie risse, die auftauchen und verschwinden oder sich bewegen, allerdings keine übergänge sichtbar". Die weißen Wände meines Zimmers „blinkten" auf typische Acid-Art. Das Blinken war sowas wie ein Flackern, schwer zu beschreiben.

Der Hammer schlechthin ist uns dann beim Philosophieren passiert. Normalerweise sieht das so aus, daß wir uns langsam an ein vorher nicht stehendes Ziel herantasten und dies enorme Zeit braucht, da wir ersteinmal überlegen und in Worte fassen müssen. Marc sprudelte plötzlich ca. 30 Sekunden lang megaheftiges Zeug aus seinem Kopf, bastelte komplexe heftige Nebensätze, die ebenso fundamental erkenntnisreich waren, wie die Hauptsätze. In 30 Sekunden redete er ohne Unterbrechung Dinge, für die wir normalerweise mindestens 30, wenn nicht 45 Minuten gebraucht hätten. Nachdem er ausgeredet hatte war er über seinen Redekick so erstaunt, dass er erstmal wieder verstummte. ...

Salvia divinorum, über die Mundschleimhaut aufgenommen

Jonathan Ott schreibt in *Pharmacotheon* über Salvia divinorum:

„... neulich fand ich heraus, daß es unnötig ist, den Saft oder die Blätter zu schlucken und daß die effizienteste Absorption des entheogenen Prinzips durch die Mundschleimhaut geschieht. Nur sechs Blätter gekaut und im Mund behalten ... führt zu Wirkungen, die nach etwa zehn Minuten einsetzen und eine bis zwei Stunden dauern."

Die folgende Beschreibung wurde erstmals in The Entheogen Review, *3/1995 veröffentlicht. Sie wird hier leicht gekürzt wiedergegeben.*

... Dann versuchte ich es mit 18 großen Blättern, die ohne Stiel 14-18 cm lang waren. Ich rollte sie zu zwei „Zigarren" zusammen und steckte sie in den Mund. Gelegentlich kaute ich ein wenig, saugte dann wieder daran und behielt den Saft jeweils 3-5 Minuten im Mund. Um eine optimale Resorption zu gewährleisten, verteilte ich den Saft mit der Zunge über die gesamte innere Oberfläche meines Mundes. Der Geschmack ist sehr bitter. Dann schluckte ich den Saft und wiederholte den Vorgang solange, bis kein frischer Saft mehr aus den Blättern gesaugt werden konnte. Die leeren „Zigarren" spuckte ich aus.

In den ersten zehn Minuten: nichts. Dann: „WHOW!," Ich bezweifle, ob ich mich je wieder mit dem Rauchen von Salvia aufhalten werde. Dann überwältigte mich die Wirkung innerhalb von nur einer Minute. Ich versuchte, meiner Frau davon zu berichten, konnte aber nicht mehr geordnet sprechen. Ich war zu überwältigt und konnte nur stottern: „Stark, so stark und wundervoll." Diese Unfähigkeit zu sprechen belustigte mich plötzlich ganz unsagbar: Ich begann unkontrollierbar zu lachen und mußte schließlich meinen Kopf tief in die Kissen stecken, da ich meine Kinder, die im Zimmer nebenan schliefen, nicht wecken wollte. ...

Schließlich bekam ich es unter Kontrolle und legte mich auf den Rücken. Das Zimmer war dunkel. Mit geschlossenen Augen stand ich in eigenartigen Gebäuden, ähnlich denen in Fantasy-Gemälden oder alten orientalischen Palästen: die Alhambra von Granada kam mir in den Sinn. Ich sah eine große, fast endlose Halle mit wundervollen Bögen und hunderten von Säulen: Alles in einem seltsamen, schimmernden, grau-blauen Licht mit Farben, die tiefe Magie und Majestät ausdrückten. Dann erinnerte ich mich an Roberts Bericht, wie er unter Salvia zur Pflanze wurde. Sofort wurde ich zu einem Baum mit einer Rinde wie Eiche, tief zerfurcht anzusehen, aber vom Gefühl her irgendwie glatt und feucht. Diese Rinde war ein fühlendes Organ: ich fühlte, wie ein Baum fühlt. Ich weiß, daß das seltsam klingt; aber während es geschah, hatte ich nicht den geringsten Zweifel, daß ein Baum genau auf diese Weise fühlt. Dann spürte ich die Gegenwart von etwas anderem oder besser: jemand anderem, konnte es aber nicht sehen. Begleitet war dies von starken Gefühlen, die ich nicht zu beschreiben vermag. Dann spürte ich meine Frau neben mir liegen und fühlte mich plötzlich stark von ihr angezogen - die Wirkung veränderte sich von der eines Entheogens zu der eines Aphrodisiakums. ...

An Salvia mag ich besonders die starken Emotionen, die es entfesselt und der Fakt, daß die Erfahrung nur eine Stunde dauert. Gewöhnlich bin ich keine leicht zu beeinflussende Person. Ich frage mich daher, ob dieses „zu einer Pflanze werden", nachdem ich mich an das Erlebnis einer anderen Person erinnert habe, eine erhöhte Beeinflußbarkeit unter Salvia belegt oder ob diese Art von Erlebnis Salvia immanent ist.

Anmerkungen, am folgenden Tag verfaßt: *Ich weiss, daß die ganze Geschichte zu einer gewissen Skepsis einlädt. Einen Punkt möchte ich noch etwas deutlicher machen:*

Ich hab mich nicht in diesen Zustand (Baum) hineingeträumt oder versucht, mir eine Vorstellung zu machen. Ich hatte diesen Lachflash, dann fiel mir kurz die Geschichte von Robert ein, in der er geschrieben hatte, er wäre zur Pflanze geworden (was ich beim Lesen dieser Geschichte einer romantischen Gemütsverfassung des Autors zugeschrieben hatte) und dann, kaum eine Sekunde später, wurde ich zum Baum. Nicht etwa irgend ein Baum, den ich kenne oder gesehen habe, sondern mir wuchsen innerhalb von 1 oder 2 Sekunden Äste, Zweige und Wurzeln und ich bekam eine Rinde anstelle der Haut. Und dann fühlte ich mich wie ein Baum - ohne vorher jemals eine Vorstellung davon gehabt zu haben, wie sich ein Baum fühlt und auch ohne, daß ich mir das etwa aktiv vorzustellen versucht hätte. Gedanken an Robert - eine Sekunde - Metamorphose - noch eine Sekunde und dann spürte ich einen sanften Wind durch meine Zweige und über meine Rinde streichen.

Ich hab so etwas noch nie erlebt, aber es war sehr real, mächtig und kein bischen beängstigend. Mir geschah dies alles, ohne daß ich wußte, wie, und ich liess mich staunend wie ein kleines Kind zwischen der Weihnachtsdekoration einer Kleinstadt durch dieses *reale* Erlebnis treiben. Und selbst jetzt, etwa 18 Stunden später, fühle ich mich nicht nur körperlich und geistig vorzüglich, sondern bin immer noch fasziniert von der unglaublichen Realität, die dieses Erlebnis hatte. (Zumindest, solange ich die Augen geschlossen hielt.)

Ein Versuch mit 24 Blättern einige Tage später verlief zwar nicht uninteressant, aber doch weit weniger intensiv als der beschriebene.

Einen sehr interessanten Kommentar auf diesen Text bekam ich einige Tage später: ich wunderte mich nachträglich über die trockene, rauhe Oberfläche „meiner" Rinde, die ich gesehen hatte, die ich aber gleichzeitig nicht mit meinem glatten, feuchten Gefühl in Übereinstimmung bringen konnte. Ein Freund erinnerte mich dann daran, daß die sichtbare Oberfläche der Rinde tot ist, etwa so wie unsere Haare oder Fingernägel. Die innere, lebendige Schicht ist glatt und feucht.

Dritter Teil - Texte zu verschiedenen Aspekten des Drogengebrauchs

Einnahme von Halluzinogenen

Die Einnahme von Halluzinogenen ist mit konkreten Risiken verbunden. Die hier aufgeführten Gefahren und Regeln gelten aber, teils mit Einschränkungen, auch für andere psychoaktive Substanzen. So kann die im allgemeinen recht harmlose Kava-Kava in extrem hoher Dosierung oder in Wechselwirkung mir anderen Medikamenten recht unangenehme (allerdings vorübergehende) Störungen hervorrufen.

- latente Psychosen können aktiviert werden.

- Im Umgang mit Halluzinogenen unerfahrene Personen können sich von unangenehmen Gefühlen überwältigen lassen; der Beginn eines sogenannten Horrortrips, bei dem grauenhafte Empfindungen und Visionen im Vordergrund stehen.

  Das eigene Handeln kann dabei zeitweise außer Kontrolle geraten. (Auch wenn die Berichte über Morde und dem Sprung aus dem Fenster etwas übertrieben scheinen und meist dem Bereich Sensationspresse zuzurechnen sind.)

  Zuckerhaltige Getränke und vor allem Zuspruch können den Zustand meist beenden. Machen Sie sich oder dem Betroffenen klar, daß er unter dem Einfluß einer Droge steht und sich in wenigen Stunden wieder völlig normal fühlen wird. Auch Themawechsel oder andere Musik können helfen.

  Das Eingreifen eines Arztes wird in der Regel nicht nötig sein; kann ein solcher Zustand aber nicht beendet werden, so sollte man nicht zögern, einen Arzt des eigenen Vertrauens hinzuzuziehen, der in der Regel durch Verabreichung bestimmter Psychopharmaka den Normalzustand schnell wieder herstellen kann.

- manche Halluzinogene haben körperliche Nebenwirkungen, deren Auftreten Unerfahrene ängstigen kann.

- es besteht die Gefahr von Flash-Backs; plötzlich auftretenden Rauschzuständen, Tage oder Wochen nach dem letzten Drogenkonsum. Flashbacks treten nicht allzu häufig auf.

- Bei sehr häufiger Einnahme von Halluzinogenen über einen längeren Zeitraum hinweg kann es zu weitgehendem Verlust des Realitätsbezugs kommen.

- Es ist kriminell, unverantwortlich und extrem gefährlich, Menschen ohne Ihr Wissen Halluzinogene zu verabreichen. Wer von Halluzinationen überfallen wird, dafür aber keine Erklärung hat, kann den eigenen Zustand nicht beherrschen und wird mit Sicherheit in Panik geraten. Halluzinogene Pilze auf einer Pizza, von denen der Einnehmende nichts ahnt, sind kein Scherz, sondern führen nicht selten zu stationärer psychiatrischer Behandlung.

Um den vorher aufgeführten Gefahren zu begegnen, gibt es einige Grundregeln für die Einnahme halluzinogener Drogen:

- Nehmen Sie niemals etwas, dessen Herkunft, Qualität und korrekter Dosierung Sie nicht trauen.

- Nehmen Sie keine Drogen, vor denen Sie Angst haben.

- Nehmen Sie keine Drogen, wenn Sie sich nicht gut fühlen, gleich ob seelisch oder körperlich.

- Nehmen Sie Drogen nicht zusammen mit anderen Drogen, außer Sie wissen genau, was Sie tun. Erwünschte Wirkungen können aufgehoben, unerwünschte potenziert werden, oder auch umgekehrt.

- Nehmen Sie eine Droge, die Sie nicht kennen, niemals allein, sondern nur in Gegenwart einer Person ein, der Sie vertrauen und die Erfahrungen mit dieser Droge hat. Diese Person sollte nüchtern bleiben.

- Nehmen Sie keine Halluzinogene, um irgendwelche Probleme zu lösen. Das funktioniert nicht.

- Nehmen Sie Halluzinogene nur selten, im Zweifelsfall gar nicht.

Im Zweifelsfall und in der Regel gilt besonders für Halluzinogene: Lassen Sie es lieber bleiben. Sind die Drogen noch dazu illegal, dann lassen Sie es erst recht bleiben. Geben Sie niemandem die Chance, Sie zu kriminalisieren.

Pflanzen und Pflanzenteile, die dem Betäubungsmittelgesetz unterliegen

Der Anbau folgender Pflanzen ist grundsätzlich verboten:

- Cannabis (Marihuana, Hanf). Die gesamte Pflanze mit Ausnahme der Samen. Der Besitz von und der Handel mit Hanfsamen unterliegen nicht dem BtMG. Beides ist legal. Der Anbau THC-armer Sorten wird wahrscheinlich in Kürze wieder möglich sein.

- Coca. Zur Gattung Erythroxylum gehörende Pflanzen. Die gesamte Pflanze, auch die Samen, sind illegal.

- Papaver somniferum. (Schlafmohn). Die gesamte Pflanze. Eine Anbaugenehmigung zu Zierzwecken gibt es nicht mehr. Besitz von und der Handel mit Samen unterliegen nicht dem BtMG.

- Papaver bracteatum (= Papaver orientale). Der Anbau zu Zierzwecken ist nicht genehmigungspflichtig.

Pflanzen, die nicht dem BtMG unterliegen, aber dem BtMG unterliegende Inhaltsstoffe aufweisen.

Diese Pflanzen dürfen grundsätzlich angebaut und auch in lebender Form gehandelt werden.

Es wird darauf hingewiesen, daß z.b. die Ernte, die Trocknung, das Zubereiten eines Tees aus solchen Pflanzen von Gerichten als strafbare Gewinnung von Betäubungsmitteln gewertet werden kann. Der Handel mit solchen bearbeiteten Pflanzenteilen (z.b. getrocknete psilocybinhaltige Pilze, oder auch getrocknete Peyotl-Kakteen, „Mescal-Button") ist als Handel mit Zwischenprodukten strafbar.

In der Praxis wird vermutlich nicht allzu oft ein Gericht jemanden verurteilen, der seinen Kaktus futtert oder sich Kahlköpfe mit Knödeln kocht. Handel mit Pflanzenteilen oder Auszügen daraus wird sicher sehr viel kritischer gesehen.

Handel mit nicht dem BtMG unterliegenden Pflanzen und Pflanzenteilen

Alle nicht dem BtMG unterliegenden Pflanzen dürfen, soweit nicht ein anderes Gesetz dies einschränkt, frei gehandelt werden. Zahlreiche Pflanzenteile oder Zubereitungen daraus sind apotheken- oder verschreibungspflichtig, der Handel mit ihnen ist Apotheken vorbehalten, wenn sie als Arzneimittel verwendet werden sollen. Der Handel mit giftigen Pflanzenteilen unterliegt den Bestimmungen der Gefahrstoffverordnung. Der Handel mit Pflanzenteilen, die als Nahrungs- oder Genußmittel verkauft werden sollen, unterliegt verschiedenen lebensmittelrechtlichen Vorschriften. Wer Pflanzen oder Pflanzenteile zu anderen als den genannten Zwecken handeln will (z.b. als Räuchermaterial zur Luftverbesserung oder was auch immer) erkundigt sich am besten beim zuständigen Gewerbeaufsichtsamt.

Danksagung

Vier Menschen bin ich besonders verpflichtet, weil ohne sie dieses Buch in der vorliegenden Form nicht entstehen konnte:

Dem Medienexperimentator Werner Pieper, dessen Fairneß, Großzügigkeit, Aufrichtigkeit und freundschaftliche Art mich immer wieder beeindruckt haben. Zwischen uns gab es nie einen schriftlichen Vertrag und wir werden sicher auch nie einen brauchen. Christian Rätsch, der *Psychoaktive Pflanzen* für Werner Pieper begutachtete und es sachlich brauchbar genug fand, um verlegt zu werden. Daniel Rödding, der mir eine Unmenge wertvolles Material zur Verfügung stellte, das mich überhaupt erst auf die Idee brachte, dieses Buch zu schreiben. Marc Aurel, der mir half, die ersten zweihundert selbst/handgemachten Exemplare zu verkaufen und mich so überzeugte, daß dieses Buch tatsächlich jemanden interessiert. Von ihm habe ich nicht nur manche inhaltliche Kritik erfahren, sondern auch einige entscheidende Layouthinweise erhalten. Nicht zuletzt riet er mir auch, ein Exemplar an Werner Pieper zu schicken.

Mein besonderer Dank geht darüber hinaus an Richi Moscher für eine vollständige kritische Durchsicht. Horst Felder, Sandro Paolini, Alexander Schwarz verdanke ich wichtige Kritik, wesentliche Hinweise und ausführliche Beiträge. Robert Forte, Dave Alexander Pendell und Daniel J. Siebert gaben mir einige entscheidende Hinweise und Informationen über Salvia divinorum. Reiner Luett versorgte mich insbesondere mit chemisch-pharmakologischer Literatur.

Bei Michael Wendav bedanke ich mich stellvertretend für die zahlreichen Leser, die mir Kritiken, Verbesserungsvorschläge und Erfahrungsberichte geschickt haben und die einer Veröffentlichung ihres Namens nicht ausdrücklich zugestimmt haben.

Ich bedanke mich bei allen *Freaks*, einer geschlossenen Mailing-Liste des Internet. Die Korrespondenz mit ihnen half mir, *Psychoaktive Pflanzen* und mich selbst weiterzuentwickeln. Der Meinungsaustausch in den Computernetzen Internet und Z-Netz, besonders in den Gruppen: alt.drugs, de.alt.drogen und t-netz.drogen hat mir ungezählte Anregungen gegeben.

Literatur

Behr, Hans-Georg, Von Hanf ist die Rede, Rowohlt

Braun, Hans, Heilpflanzen-Lexikon für Ärzte und Apotheker, Gustav Fischer Verlag

Bundesminister für Gesundheit, Das Betäubungsmittelgesetz, Werner Pieper's MedienXperimente

Bye, Robert A., Jr. Hallucinogenic Plants of the Tarahumara, Journal of Ethnopharmacology, 1 (1979) 23-48.

Castaneda, Carlos, Die Lehren des Don Juan; Eine andere Wirklichkeit, beide Fisc̣ er-Verlag.

DeKorne, Jim, Psychedelischer Neoschamanismus, Werner Pieper's MedienXperi̊ e

DeKorne/Schuldes(Hrsg.), Entheogene, Herbst 1994, S. 24-26: Thujone und Abs .

Duerr, Hans Peter, Traumzeit, edition suhrkamp

Endrisz, Reiner, Drogen und Recht, Dreisam-Verlag

Gartz, Jochen, Narrenschwämme. Psychotrope Pilze in Europa, Edition Heuwinkel.

Gelpke, Rudolf, Vom Rausch in Orient und Okzident, Klett-Cotta

GEO, Mumien voller Hasch, Ausgabe 10/92, Seite 210.

GEO, Nachtsicht durch Hasch, Ausgabe 11/91, Seite 206.

Geschwinde, Rauschdrogen, Springer

Haag, Stefan, Hanfkultur Weltweit, Werner Pieper's MedienXperimente

Hai & Rippchen, Hanf Handbuch, Werner Pieper's MedienXperimente

Herer/Bröckers, Die Wiederentdeckung der Nutzpflanze Hanf, Zweitausendeins

Herf, Hermann, 500 Jahre Conquista; Vom Coca zum Kokain: das Beispiel Peru.[2]

Hofmann, Albert, LSD - mein Sorgenkind

Juenger, Ernst, Annäherungen, dtv

Koerner, Betäubungsmittelgesetz, Beck

Leary, Tim, Über die Kriminalisierung des Natürlichen, Werner Pieper's MedienXperimente

Lewin, Prof. Dr. Louis, Phantastica, Volksverlag Linden

McKenna, Terence Plan Plant Planet, Werner Pieper's MedienXperimente

Miller, Richard Allan, Liebestrank, Ullstein

Moscher, Richi, Too Much, Werner Pieper's MedienXperimente

Neuwinger, Hans Dieter, Afrikanische Arzneipflanzen und Jagdgifte, Wissenschaftliche Verlagsgesellschaft Stuttgart

Ott, Jonathan, Ayahuasca Analoge, Werner Pieper's MedienXperimente

Ott, Jonathan, Pharmacotheon, Natural Products Co.

Rätsch, Christian, Das Tor zu inneren Räumen, Werner Pieper's MedienXperimente

Rätsch, Christian, Die orientalischen Fröhlichkeitspillen, Verlag für Wissenschaft und Bildung

Rätsch Christian, Hanf als Heilmittel, Werner Pieper's MedienXperimente

---

[2] 100 Seiten A4, DM 15,00 plus Porto bei Infostelle Peru e.V., Poppelsdorfer Allee 114, 53115 Bonn.

Rätsch, Christian, Heilkräuter der Antike in Ägypten, Griechenland und Rom. Diederichs gelbe Reihe

Rätsch, Christian, Lexikon der Zauberpflanzen, VMA-Verlag

Rätsch, Christian Pflanzen der Liebe, Werner Pierper's MedienXperimente

Reko, V.A., Magische Gifte, Ferdinand Enke Verlag

Rippchen, Ronald, Das Recht auf Rausch, Werner Pieper's MedienXperimente

Rippchen, Ronald, Zauberpilze, Werner Pieper's MedienXperimente

Römpp, Herrmann, Chemische Zaubertränke, Franck

Roth, Daunderer, Kormann, Giftpflanzen Pflanzengifte, ecomed

Schmidtbauer/Scheidt, Handbuch der Rauschdrogen, Fischer

Schultes and Hofmann, The Botany and Chemistry of Halluzinogens

Schultes und Hofmann, Pflanzen der Götter, Werner Pieper's MedienXperimente

Schurz, Vom Bilsenkraut zum LSD, Frank'sche Verlagshandlung

Shulgin, Alexander and Ann, PiHKAL, Transform Press

Siebert, Daniel J., Salvia divinorum and Salvinorin A: new pharmacologic findings, Journal of Ethnopharmacology 43 (1994) 53-56

Siebert, Daniel J., Salvinorin A: Vorsicht geboten, Entheogene, Frühjahr 1995, Ausgabe 3, S. 4-5.

Stamets & Chilton, The Mushroom Cultivator, Agarikon Press

H.Wagner, Rauschgift-Drogen, Springer-Verlag.

Valdes, Leander J. et al., Divinorin A, a Psychotropic Terpenoid, J.Org. Chem, 49, 4716-4720

Valdes, Leander, Ethnopharmacology of Ska Maria Pastora (Salvia Divinorum Epling and Jativa-M.), Journal of Ethnopharmacology, 7(1983) 287-312.

Wasson, Ruck, Hofmann, Der Weg nach Eleusis, Insel-Verlag

Index

Abhängigkeit, 19, 30, 36, 39
Absinth, 86
Acorus calamus, 14
Alraune, 50
Amanita muscaria, 15
Angina Pectoris, 21, 24, 35, 43, 51
anregend, 14, 17, 22, 24, 30–32, 38, 43,
    57, 58, 69, 70
aphrodisierend, 25, 32, 50, 55, 59, 62,
    71, 72, 75
appetithemmend, 32, 36, 43
Areca catechu, 16
Argemona mexicana, 17
Argyreia nervosa, 18, 96, 98
Arthemisia absinthum, 19, 86
Ashvaganda, 77
Asthma, 24, 34, 35, 36
Atemlähmung, 70, 71, 73, 77
Atropa belladonna, 20
Atropin, 20, 34, 42
Auslandsbestellung, 81
Ayahuasca, 36, 87, 88

Baldrian, 75
Banisteriopsis caapi, 21, 87
Baumdatura, 35
Benommenheit, 19, 41, 45, 53
berauschend, 17, 37, 40, 47, 59
beruhigend, 18, 30, 41, 47, 48, 59, 67,
    76, 77
Betäubungsmittelgesetz, 30, 69, 77, 73,
    118
Betelnuß, 16, 86
Betelpfeffer, 16
Bezugsquellen, 81
Bilsenkraut, 42, 104, 105
blutdruckerhöhend, 31, 36, 37
Borrachero, 44
Brechnuß, 70
Brugmansia, 35

Cabeza de Angel, 23
Calea zacatechichi, 23
Calliandra anomala, 23
Camellia chinensis, 24
Cannabis, 25
Catha edulis, 29
Catharantus roseus, 30
Chicalote, 17
Chodat, 63
Coca, 38, 119
Cocain, 38
Cocainpsychosen, 39
Codein, 55
Coffea arabica, 30, 93
Cohoba, 63
Cola vera, 31
Colorines, 37
Coriaria thymifolia, 32
Corynanthe Yohimbe, 32
Coryphanta macromeris, 33

Damiana, 74
Datura aurea, 105
Datura stramonium, 34, 105
Depressionen, 30, 45
Desmanthus illinoensis, 35
DMT, 36, 76, 88, 92
Dona-ana-Kaktus, 33
Durchfall, 15, 24, 45, 55, 67

Engelshaupt, 23
Engelstrompete, 35, 105
Epena, 76
Ephedra, 36, 94
Ephedra nevadensis, 36
Erbrechen, 15, 17, 22, 45, 49, 59, 63,
    70, 76, 77, 88
Erfahrungsberichte, 84
Erregung, 15, 59
Erythrina, 37
Erythroxylum coca, 38

Eschscholtzia californica, 39
Euphorie, 30, 37, 40, 41, 48, 50, 54, 57,
    69, 74
euphorisierend, 17, 18, 38, 41, 47, 48,
    62, 75

Fenchel, 59
Fieber, 24, 37, 58
Flash-Back, 117
Fliegenpilz, 15, 84
Flugträume, 34, 42
Foeniculum vulgare, 59

Galanga, 45, 95
Gedächtnis, 21, 40
Geistesschwäche, 51
Gerbstoff, 24, 58
Gewöhnung, 31, 32, 48, 58
Giftlattich, 46
Glanzgras, 60
Goldmohn, 39
Größenwahrnehmung, veränderte, 15,
    22
Guarana, 57

Haarausfall, 30
Halluzinationen, 14, 15, 21, 22, 27, 30,
    37, 40, 42, 44, 51, 64, 74, 89
halluzinogen, 18, 32, 34, 36, 42, 44, 46,
    47, 50, 52, 59, 63, 68, 69, 71,
    76, 77, 117
Hanf, 25
Harmine, 22, 57, 58, 88, 92
Haschisch, 25
Hawaiian Baby Woodrose, 18, 96, 98
Hawaiianische Holzrose, 18, 96, 98
Heimia salicifolia, 40
Herz-Kreislaufstörungen, 31
Herzbeschwerden, 45, 53
Herzfrequenz, hohe, 21
Herzinfarkt, 21, 35, 43, 51
Herzrhythmusstörungen, 36
Hexenpflanze, 20, 50
Hexensalbe, 34, 42, 50

Holzrose, große, 19
Hopfen, 41
Horrortrip, 117
Hortensie, rispige, 41
Humulus lupulus, 41
Hydrangea paniculata, 41
Hyoscyamin, 21, 34, 42, 51
Hyoscyamus albus, 42
Hyoscyamus muticus, 42
Hyoscyamus niger, 42
hypnotisch, 24, 34

Iboga, 71
Ibogain, 30
Ibogain-Therapie, 94
Ibotensäure, 15
Ilex paraguayensis, 43
Illinois bundleflower, 35
Impotenz, 30, 39
Indianertabak, 48
Intoxicating mint, 47
Iochroma, 44
Ipomea, 44, 100

Joint, 25
Juniperus macropoda, 45

Kaempferia galanga, 45
Kaffee, 31, 93
Kahlkopf, blaufärbender, 65
Kahlkopf, spitzkegeliger, 66
Kakao, 71
Kalmus, 14
Kath, 29
Kathinon, 30
Katzenminze, 53
Kaumischungen, 16
Kava-Kava, 61, 107
Kavain, 62
Kinder, 64
Koffein, 24, 31, 43, 58
Kola, 31
Kopfschmerzen, 49, 58, 63, 76
Krämpfe, 19, 32, 71, 77, 92

Kratom, 52, 102
Kreislaufstörungen, 24, 32, 43, 49, 58,
      67
Kuthmithi, 77

Lactuca virosa, 46
Lactucarium, 47
Lagochilus inebrians, 47
Lebererkrankungen, 18, 45, 74
leberschädigend, 53, 59, 70, 73, 75
leistungssteigernd, 24, 32, 36, 38
Leonotis Leonuris, 47
Leonurus sibiricus, 48
Lettuce opium, 47
Lion's Tail, 47
Lobelia inflata, 48
Lobelin, 48
Lophophora williamsii, 49
LSA, 18, 44, 74
LSD, 18, 74

Macromerine, 34
Malaria, 24
Mandragorin, 51
Mandragorum officinarum, 50
MAO-Hemmer, 14, 23, 34, 53, 57, 59,
      82
Maraba, 45
Marihuana, 25
Marihuanilla, 48
Mate, 43
Meremia tuberosa, 19
Mescalin, 34, 49, 73, 101
Meteloidin, 34
Mirabilis multiflora, 51
Mitragyna speciosa, 52, 102
Mormonentee, 36
Morning Glory, 100
Morphin, 55
Mundtrockenheit, 21, 26, 35, 51, 53
Muscimol, 15
Muskatnuß, 52, 102
Myristica fragrans, 52
Myristicin, 52, 59

Nachtschattengewächse, 104
narkotisch, 19, 34, 42, 51, 77
Nelkenzimtbaum, 69
Nepeta cataria, 53
Nepetalactone, 53
Nervosität, 19, 24, 31, 32, 41, 43, 58
Nicotiana Glauca, 54
Norpseudoephedrin, 45

Ololiuhqui, 73
Oncidium cebolleta, 54
Oncidium longifolium, 54
Opium, 55
Opiumersatz, 18

Papaver somniferum, 55
Passiflora incarnata, 57, 106
Passionsblume, 57, 106
Paullinia cupana, 57
Peganum harmala, 58, 88, 92
Petersilie, 59
Petroselinum Crispum, 59
Peyote, 49
Phalaris-Arten, 60
Piper chavica betel, 16
Piper methysticum, 61
Pipilzintzintli, 67
Piptadenia peregrina, 63
Polygala sibirica, 63
Prunkwinde, 44
Psilocin, 65
Psilocybe cubensis, 64
Psilocybe cyanescens, 65
Psilocybe mexicana, 65
Psilocybe semilanceata, 66
Psilocybin, 65, 109
Psilocybinhaltige Pilze, 63
Psychoatria viridis, 22
Psychosen, 50, 117
Psychotria viridis, 87
Pupillenerweiterung, 21, 35, 51

Rauwolfia Serpentina, 66
Reserpin, 66

Safrol, 52, 69
Salvia divinorum, 67, 113
Salvinorin, 67
San Isidro, 64
San Pedro, 72
Sassafras officinale, 69
schlaffördernd, 24, 47, 76
Schlaflosigkeit, 24, 32, 41, 43, 58
Schlafmohn, 55, 119
Schlangenwurz, 66
schmerzlindernd, 18, 47, 55
Schock, 70
Schwindel, 17, 43, 64, 75
Scopolamin, 20, 34, 42, 51
sexuell anregend, 22, 58
sexuelle Enthemmung, 51
sexuelle Erregung, 33
sexuelle Träume, 21
sexuelle Visionen, 34
Shansi, 32
Sinicuichi, 40
Ska Maria Pastora, 67, 113
So'ksi, 51
Spannungszustände, 66
Stachelmohn, 17
Stechapfel, 34, 104, 105
Steppenraute, 58, 107
stimmungsaufhellend, 47, 57, 67
stimulierend, 14, 32, 33, 36, 45, 48, 71, 77
Stropharia cubensis, 64
Strychnin, 70
Strychnos nux vomica, 70

Tabakbaum, 54
Tabakersatz, 75
Tabernanthe iboga, 71
Tee, 24
Teonanàcatl, 65
Tetrahydrocannabinol, 26
THC, 26
Theobroma Cacao, 71
Theobromin, 58, 72
Theophylin, 24, 58

Thujon, 19
Tierverwandlungen, 42
Tod, 70
Tollkirsche, 20, 104
Trance, 51
trauminduzierend, 47
Trichocereus pachanoi, 72
Trichterwinde, 44, 100
Trunkelbeere, 75
Turbina corymbosa, 73
Turnera diffusa, 74

Übelkeit, 15, 17, 18, 49–51, 53, 57, 59, 63, 64, 74, 76

Vaccinium uliginosum, 75
Valeriana officinalis, 75
Vergiftungsgefühl, 43, 53
Verwandlung in Tiere, 34
Vinca rosea, 30
Virola Carophylla, 76
Visionen, 15, 22, 63
Voacanga africana, 77

Wachträume, 56
Wahrheitsdroge, 34
Wahrsagen, 51
Wermut, 19, 86
Withania somnifera, 77
Wunderblume, 51

Yohimbebaum, 32
Yohimbin, 33, 66
Yopo, 63

Zellteilung, 30
Zoll, 81

REEDUCATION

Diese Edition des GRÜNEN ZWEIGES ist eine Reaktion auf den Mauerfall 1989. Es ist uns klar, daß wir mit unserem Programm, unserem Aussehen und unserer täglichen Praxis für NeuBundesrepublikaner kaum begreifbar sind. Großgeworden nach dem Krieg, umerzogen durch amerikanische Re-Education, die sich durch Rockmusik und Psychedelik verselbständigt hat, erschienen wir, anarchistische Hippies mit spiritueller Selbstverantwortung, schon in der alten BRD wie Mutanten. So haben wir uns entschlossen, eine kleine, feine Edition grundlegender Texte unserer Kultur, mit besonderem Gewicht auf bewußtseinserweiternde Methoden, herauszugeben.

VON UND FÜR MUNTERE MUTANTEN UND KREATIVE CHAOTEN.
Die Edition RE/EDUCATION erscheint als SubSerie des GRÜNEN ZWEIGES.

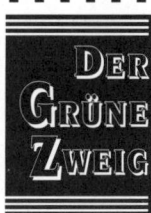

DER GRÜNE ZWEIG

39 *TIMOTHY LEARY:* **Neurologic***
80 *TIM LEARY (HRSG.):* **Höhere Intelligenz & Kreativität**
125 *TONY BÜHRER:* **Haschisch Studie**
135 *TERENCE MCKENNA:* **Plan – Pflanze – Planet**
138 *TIM LEARY:* **Zur Kriminalisierung des Natürlichen**
150 *ALBERT HOFMANN:* **Naturwissenschaft und myst. Welterfahrung**
158 *RalPH METZNER:* **Sucht und Transzendenz**
160 *Alexander SHULGIN:* **Drogen/Politik**
161 *BILL LEVY:* **Politische Pornos**
163 *MCKENNA/PIEPER:* **Die süßeste Sucht, Zucker als Killerdroge***
167 *TIM LEARY:* **Das GeneRationenSpiel****
168 *PAUL WILLIAMS:* **Über Philip K. Dick**
170 *MARK TWAIN:* **Die schreckliche deutsche Sprache**
171 *HELEN KELLER:* **Optimismus**
178 *MICHAEL VENTURA:* **Der normale Wahn-Sinn**
180 *MADAME X:* **Der blanke Horror**
181 *FELICITAS GOODMAN:* **TranceRituale für Jugendliche**

In der neuen Reihe EDITION RAUSCHKUNDE:

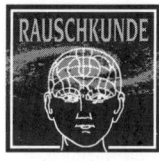

RAUSCHKUNDE

PIEPER/DAVIS: **Die psychedelischen Beatles**
MINISTERIUM FÜR GEMEINWOHL: **Die niederländische Drogenpolitik**
BUNDESGESUNDHEITSMINISTERIUM: **Das neue Betäubungsmittelgesetz**
F. v. BIBRA: **Haschisch Anno 1855**
NINA GRABOI: **Mit einem Fuß in der Zukunft**
MEZZ MEZZROW: **Die Tüte und die Tröte**

Alle Hefte jeweils 28-36 Seiten, je 5 DM (außer * 64 Seiten, 10 DM, ** 44 Seiten, 7 DM) plus 2 DM Porto pro Bestellung. Unseren prallen Gesamtkatalog mit vielen Büchern, Cassetten, Stempeln, Videos etc. gibt's gegen 2 DM in Briefmarken bei:

WERNER PIEPER'S MEDIENXPERIMENTE • D-69488 LÖHRBACH

Dr. Christian Rätsch

HANF ALS HEILMITTEL

Der Grüne Zweig 154

»Eine schöne,
wertvolle Publikation.«
Dr. Albert Hofmann

Seit mindestens 6000 Jahren wird der Hanf (Cannabis) gleichermaßen als Faserlieferant, als Nahrung und Genußmittel kulturell genutzt. Aber auch seine vielseitigen medizinischen Qualitäten wurden früh entdeckt. Er hatte einen festen Platz in der pharaonischen, assyrischen, antiken, islamischen und mittelalterlichen Medizin. Besonders in den asiatischen Heilkünsten genießt er, auch heute noch, hohes Ansehen. In der chinesischen wie in der tibetischen Medizin werden seine euphorisierenden, antidepressiven Eigenschaften geschätzt. Im Ayurveda wird er als Allheilmittel und Aphrodisiakum gepriesen. Überall, wohin der Hanf als Kulturpflanze wanderte, wurden seine Blüten, Blätter, Samen und Harze medizinisch genutzt. Auch unsere germanisch-keltischen Ahnen haben ihn medizinisch genutzt. Hildegard von Bingen gebrauchte ihn genauso wie Samuel Hahnemann, der Begründer der Homöopathie. In der modernen medizinischen und pharmakologischen Forschung werden nun seine früheren und ethnobotanischen Anwendungen getestet und größtenteils bestätigt.

»Vor dem Hintergrund des fundamentalistischen Drogenkriegs liest sich diese Hanf-Dokumentation wie eine schaurige Groteske – angesichts thüringischer Samen aus der Jungsteinzeit wird nicht nur das Gerede von der ›kulturfremden Droge‹ zur Farce. Die Pionierarbeit dieses ethnobotanischen Überblicks stellt für die medizinische Forschung eine Herausforderung ersten

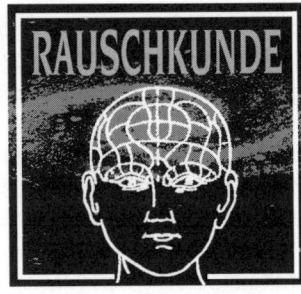

Ranges dar, zumal unlängst ein neuronaler Rezeptor im menschlichen Gehirn entdeckt wurde, der einzig und allein auf Cannabis anspricht. War Mutter Erde bekifft, als sie das humane Betriebssystem auf dieses pflanzliche Highmittel ausrichtete? Wohl kaum« – *Rolf Achteck, taz*
**ISBN 3-925817-54-9, 192 Seiten,
25 DM/27 SFR/230 ÖS**

Hai & Rippchen

HANF HANDBUCH

Der Grüne Zweig 173
Völlig neu überarbeitet

»Das deutsche Standardwerk
über die Rauschdroge Hanf.«
Mathias Bröckers

Alles über die „illegale Wunderpflanze, die den Planeten begrünt, die Luft verbessert, den Treibhauseffekt stoppt und die Wälder

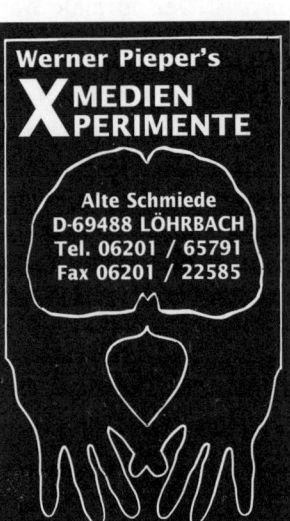

schont" *(AZ, April 1994):* Botanik ▪ Chemie ▪ Anbau ▪ Ernte ▪ Globale Erzeugung und Nutzung als Faserpflanze ▪ Kulturgeschichte des psychoaktiven Hanf ▪ Einnahme ▪ Wirkung auf Kopf & Körper ▪ Erfahrungsberichte ▪ Hanf in der Medizin ▪ Mythen ▪ Hanf im Straßenverkehr ▪ Urinproben ▪ Das holländische Modell ▪ Zur Forschung heute ▪ Die Entkriminalisierungs- & Legalisierungsdebatte.
**Durchgehend illustriert.
Natürlich auf Hanfpapier gedruckt.
30 DM/32 SFR/250 ÖS
ISBN 3-925817-73-5**

Ronald Rippchen, Hrsg.

DAS RECHT AUF RAUSCH

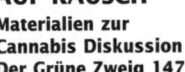

**Materialien zur
Cannabis Diskussion
Der Grüne Zweig 147**

In diesem Band hat Ronald Rippchen den vollständigen Gerichtsbeschluß von Lübeck sowie einen ähnlichen des obersten Schweizer Bundesgerichts vereint.
In beiden Texten geht es um die Straf-un-würdigkeit von Haschisch-Vergehen. Angereichert wird der Band durch Pressekommentare und Auszüge aus der Bundestagsdebatte zum Thema. Des weiteren findet der informationssüchtige Leser Hintergrundinformationen und Argumentationshilfen wie: Geschichte des Genußmittel bei uns. 50 Jahre Haschisch Verbot, zur Erinnerung. Frontberichte vom fragwürdigen Krieg gegen Rauschgift in den USA. Heiße Infos über den Film »REEFER MADNESS«. Auszüge aus Urteilen und Indizierungsbeschlüssen für und wider das Definitive Deutsche Hanf Handbuch.
»Alle Texte sind ungekürzt und geben insgesamt ein fachlich fundiertes Bild über den Unsinn der Illegalisierung dieses Krautes ab.«
Limit Magazin
**ISBN 3-925817-47-6, 96 Seiten,
12 DM/14 SFR/100 ÖS**